Das Buch

Vitamine wirken wahre Wunder: Vor allem die antioxidativen Vitamine A, C und E helfen im Kampf gegen gefährliche »freie Radikale«, die eine Vielzahl von Krankheiten auslösen können. Auf ganz »natürliche« Weise können wir unseren gestiegenen Vitaminbedarf allerdings nicht decken. Streß und Schadstoffe sowie falsche Ernährungsgewohnheiten und mangelhafte Qualität der Nahrung führen häufig zu Vitaminmangel. Da reicht es auch nicht, ab und zu eine Orange oder ein Glas Multivitaminsaft zu sich zu nehmen. Deshalb brauchen wir zusätzlich individuell abgestimmte Vitamingaben. Dr. med. Harald Kinadeter bezieht die ständig zunehmende Belastung unseres Immunsystems durch negative Umwelteinflüsse und Streß in seine Dosierungsempfehlungen mit ein. Seine Vitamintherapie beruht auf aktuellen Forschungsergebnissen und hilft Herz und Kreislauf zu schützen, den Körper zu entgiften und den Alterungsprozeß zu verlangsamen.

Der Autor

Dr. med. Harald Kinadeter, geb. 1950, ist Arzt für Allgemeinmedizin in München. Sein Engagement gilt besonders der Einbeziehung von Naturheilverfahren und alternativen Therapien in die tägliche medizinische Praxis. Darüber hinaus sieht er sich als Pionier einer Neuen Medizin, zu deren Verbreitung er das Projekt Chiron gegründet hat.
Veröffentlichungen u.a.: ›Bausteine für ein positives Mikroklima‹ (1988), ›Contra Herzinfarkt und Schlaganfall‹ (1989), ›Heilung – Dimensionen einer neuen Medizin‹ (1992).

W0175405

Dr. med. Harald Kinadeter:
Gesund mit Vitaminen

Der tägliche Vitaminbedarf
zum Schutz vor Krankheiten
und Umwelteinflüssen

Deutscher
Taschenbuch
Verlag

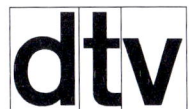

Wichtiger Hinweis:

Die diesem Buch zugrunde liegenden medizinischen Forschungsergebnisse und die ärztlichen Empfehlungen entsprechen dem Stand der Wissenschaft bei Fertigstellung des Buches. Da sich die medizinische Wissenschaft jedoch ständig weiterentwickelt, können zukünftige neue Erkenntnisse der Forschung nicht ausgeschlossen werden. Die hier genannten medizinischen Ratschläge sollen kein Ersatz für ärztliche Betreuung sein. Die richtige Diagnose und Therapie müssen immer Sache des Arztes bleiben.

Originalausgabe
April 1995
© 1995 Deutscher Taschenbuch Verlag GmbH & Co. KG,
München
Umschlaggestaltung: Klaus Meyer
Photographie: Wilfried Petzi
Gesamtherstellung: C.H. Beck'sche Buchdruckerei, Nördlingen
Printed in Germany · ISBN 3-423-36512-9

Inhalt

Der wachsende Vitaminbedarf

Als im Jahre 1911 der polnische Wissenschaftler Casimir Funk einen chemischen Stoff (das Vitamin B1) entdeckte, der imstande war, die Vitaminmangelkrankheit Beriberi zu heilen, leitete er eine Entwicklung ein, die heute an ihren Endpunkt gelangt ist beziehungsweise eine grundlegende Revolution erfährt.

Die Erforschung der Funktion und Wirkung von Vitaminen richtete sich bis vor ein paar Jahren auf einen Mindestbedarf, den ein Mensch an Vitaminen hat. Dieser Mindestbedarf bezieht sich aber auf einen Menschen, der in einer weitgehend intakten Umwelt lebt: Die Luft, die er atmet, ist sauber; die Nahrung, die er zu sich nimmt, ist chemisch unbehandelt; eine erhöhte Strahlenbelastung aus dem Weltraum durch ein dünn gewordenes Ozonschild gibt es nicht; der allgemeine Streßpegel liegt in einem Rahmen, der keine tiefgreifende, dauerhafte negative Wirkung auf die Gesundheit des Menschen hat. Unter diesen Lebensumständen ist der Mindestbedarf an Vitaminen, wie ihn auch heute noch die DGE (Deutsche Gesellschaft für Ernährung) empfiehlt, sicher zutreffend.

Wir leben heute jedoch in einer derart unnatürlichen, von unserer Zivilisation veränderten und zerstörten Umwelt, daß wir uns mit Belastungen unserer Gesundheit auseinandersetzen müssen, auf die wir in diesem Ausmaß von der Evolution nicht vorbereitet worden sind. Im Zuge dieser Veränderung ist der Vitaminbedarf enorm gestiegen. Der allgemein erhöhte Streßpegel (vitaminzehrend!), die enorme Schadstoffbelastung, die erhöhte Strahlenbelastung aus dem Weltraum infolge des dünn gewordenen Ozonschildes und so fort – all diese Faktoren tragen insgesamt zu einer rasanten Zunahme der »freien Radikale« (aggressive, oxidationsfördernde Substanzen) und damit zu einer enormen Steigerung des Vitaminbedarfs bei. Zudem erreicht ein Großteil der Obst- und Gemüseerzeugnisse (unsere hauptsächlichen Vitaminlieferanten) bei weitem nicht die Vitaminwerte, die in den Nährwerttabellen stehen, da diese Erzeugnisse bestrahlt, gelagert, grün geerntet, künstlich nachgereift, insektizidbehandelt und kunstgedüngt sind.

Mit anderen Worten: Ein Großteil der Bevölkerung in den westlichen Industriestaaten leidet heute an einem Mangel der wichtigsten Grundvitamine, da einerseits die Zufuhr der benötigten Vitamine über die Nahrung alleine nicht mehr ausreicht, um den Mindestbedarf zu decken, andererseits der Vitaminverbrauch durch die Mehrbelastung des Organismus beträchtlich gestiegen ist.

Davon sind vor allem die Vitamine C, E und A beziehungsweise dessen Vorstufe, das Betacarotin, betroffen. Diese Vitamine bezeichnet man als »antioxidative Vitamine«; sie spielen beim Aufbau und Erhalt des körpereigenen Immun- oder Schutzsystems eine große Rolle. Ist der Organismus mit diesen Vitaminen unterversorgt, und unterliegt er gleichzeitig einer erhöhten Belastung, kommt es zu einer Verschlechterung des Allgemeinbefindens. Unternimmt man nichts gegen die Unterversorgung, können sich leichter Krankheiten entwickeln, die unter dem Stichwort »Zivilisationskrankheiten« zusammengefaßt werden. Eine erhöhte Zufuhr dieser Vitamine ist deshalb unter den gegenwärtigen Lebensumständen eine unumgängliche Gesundheitsvorsorge.

Bedauerlicherweise sind diese Zusammenhänge in der Öffentlichkeit bisher kaum bekannt. Das mag zum einen daran liegen, daß erst in den letzten Jahren gesicherte Erkenntnisse (hauptsächlich in den USA) über die allgemeine Vitaminmangelversorgung der westlichen Bevölkerung und über die gesundheitsfördernde Bedeutung der antioxidativen Vitamine gewonnen wurden. Diese Erkenntnisse, so fundiert sie auch sein mögen, sind auch in Fachkreisen immer noch weitreichenden Diskussionen ausgesetzt. Zum anderen werden diese neuen Untersuchungsergebnisse gerne ignoriert, da man hartnäckig an traditionellen Ansichten über den Mindestbedarf an Vitaminen festhält.

Unter den heutigen Lebensbedingungen (Umweltverschmutzung, Zunahme von körperlich-seelischem Streß) ist eine Vitaminzufuhr erforderlich, die weit über den bisher geltenden Mindestbedarf hinausgeht; vor allem jener Vitamine, die für Schutz und Reinigung des Organismus, für das Funktionieren des Immunsystems verantwortlich sind – nämlich der Vitamine C, E und A beziehungsweise Betacarotin.

Unsere Nahrung, gerade Obst- und Gemüseprodukte, ist durch chemische Eingriffe und andere produktionsbedingte Faktoren wie Lagerung oder Ernte im unreifen Zustand in keiner Weise mehr dazu geeignet, diesen erhöhten Vitaminbedarf zu decken.

Umweltbelastungen und vitaminarme Nahrung haben zur Folge, daß die meisten Menschen in der westlichen Welt unter akutem Vitaminmangel leiden und durch die damit verbundene Schwächung ihres Immunsystems stark gefährdet sind, an einer der Zivilisationskrankheiten (Krebs, Herz-Kreislauf-Erkrankungen, Arteriosklerose) zu erkranken.

Vitamine und freie Radikale

Bevor ich die besondere Wirkung der antioxidativen Vitamine auf den menschlichen Organismus erläutere und die Notwendigkeit genauer begründe, warum man unter den heute gegebenen Lebensumständen weit mehr Vitamine zu sich nehmen muß, als bislang gefordert beziehungsweise auch nur erwünscht war, möchte ich zunächst das »Handwerkszeug« bereitlegen und die Grundbegriffe erklären.

Was ist unter Vitaminen zu verstehen, welche Bedeutung haben die sogenannten freien Radikale für unsere Gesundheit und in welchem Zusammenhang stehen sie mit den antioxidativen Vitaminen?

Was sind Vitamine?

Vitamine sind schon seit geraumer Zeit bekannt, genauer gesagt, seit 1911, als der polnische Biochemiker Casimir Funk (1884 bis 1967) aus der Reiskleie eine stickstoffhaltige Verbindung isolierte, die er »Vitamin« nannte (von lat. vita = Leben; mit dem Suffix »-amin« werden in der Chemie stickstoffhaltige Verbindungen bezeichnet). Heute zählt dieser Stoff unter dem Namen Thiamin oder Vitamin B1 zu den B-Vitaminen.

Vitamine sind für den menschlichen Organismus lebensnotwendig, da er eine regelmäßige Zufuhr dieser Stoffe in bestimmten, relativ kleinen Mengen benötigt, um gesund und funktionsfähig zu bleiben. Da der menschliche Organismus die meisten Vitamine nicht selbst herstellen kann, muß er sie von außen, also über die Nahrung aufnehmen.

Die 13 Vitamine

Die Anzahl der Stoffe, die seit Beginn der Vitamin-Ära zu den Vitaminen gerechnet werden, hat sich im Laufe der Zeit immer wieder verändert und insgesamt zugenommen. Manche Stoffe, zum Beispiel ungesättigte Fettsäuren wie Linolsäure, Linolensäure und andere, wurden eine Weile unter dem Sammelbegriff Vitamin F geführt, werden aber heute überhaupt nicht mehr zu den Vitaminen gerechnet. Andere erfüllen nach neuesten Erkenntnissen keineswegs mehr alle Forderungen, die an Vitamine gestellt werden, gelten aber weiterhin als Vitamine. So ist inzwischen längst bekannt, daß eine ganze Reihe von Vitaminen des B-Komplexes von der gesunden Darmflora des Menschen hergestellt werden. Ein anderes Vitamin, das Vitamin D, bekannt als Anti-Rachitis-Vitamin, wird unter dem Einfluß des Sonnenlichts in der Haut des Menschen gebildet. Vitamin D gliedert sich in mehrere Untervitamine, die »Calciferole«. Diese können im Körper sogar aus dem so geschmähten Cholesterin entstehen.

Man kennt heute 13 Vitamine, die ihrer chemischen Struktur nach sehr unterschiedlich sind. Gemeinsam ist ihnen ihre Funktion im menschlichen Organismus: Im Gegensatz zu den Aminosäuren (Eiweiß) oder den Fettsäuren (Fett) werden Vitamine nicht zur Energiegewinnung oder zum Aufbau von Körpersubstanz benötigt, sondern sie dienen als Wirk-, Steueroder Regelstoffe. Katalysatoren vergleichbar lösen sie Stoffwechselprozesse aus und steuern sie. Oder sie fungieren als Trägerstoffe, die bestimmte chemische Substanzen im Stoffwechsel (zum Beispiel freie Sauerstoffmoleküle) an sich binden und so deren Wirkung verändern.

Die folgende Tabelle gibt einen Überblick über Funktion und Vorkommen der heute bekannten 13 Vitamine:

	Vitamin	Funktion, Wirkung auf	Vorkommen
ANTIOXIDATIVE VITAMINE	Vitamin A (Betacarotin)	Zellschutz, Schleimhäute, Wachstum, Knochenentwicklung, Haut, Haare, Augen	Milch, Butter, Käse, gelbes, grünes Gemüse
	Vitamin C	Immunsystem, Bindegewebe, Eisenverwertung, Blutbildung, Entgiftung	Obst (besonders Zitrusfrüchte), Beerenfrüchte, Kohl, Tomaten, Kartoffeln
	Vitamin E	Zellschutz (schützt Zellen vor Oxidation durch Radikale)	Pflanzliches Öl, Butter, Margarine, Nüsse, Avocado, Vollkorngetreide, Eier
	Vitamin D	Knochenaufbau, Kalzium- und Phosphatstoffwechsel	wird unter Sonneneinstrahlung in der Haut gebildet, Hering, Makrele, Milch, Eier
	Vitamin K	Blutgerinnung	Eigensynthese durch Darmbakterien, grünes Gemüse, Milch, Milchprodukte, Vollkornprodukte, Kartoffeln
	Vitamin B1	Nerven, Herz, Muskeln, Kohlenhydratstoffwechsel	Vollkornprodukte, Hülsenfrüchte, Kartoffeln

Handschriftliche Notizen:
(S. 80) 30–50 mg tägl.
viel bis ca. 2 g tägl.
gegen hohe Blutfettwerte
S. 65 – 300–500 mg tägl.
E → 2×400 Dragees bgl. Arteriosklerose S. 102
Mangel an Vitamin B1 zeigt extreme Müdigkeit
synth. als Benfotiamin

14

Vitamin	Funktion, Wirkung auf	Vorkommen
Vitamin B2	Kohlenhydrat-, Fett-, Eiweiß-stoffwechsel, Energiege-winnung, Haut, Schleimhäute	Käse, Vollkorn-produkte, Hefe, Forelle, Hering
Vitamin B6	Nerven, Blutbildung Eiweißstoffwechsel	Vollkornprodukte, Fisch, Kartoffeln, Gemüse, Bananen
Vitamin B12	Zellbildung, Blutbildung	Quark, Milch, Fisch, Eier, Sauerkraut
Niacin	Nerven, Herz, Abbau von Kohlenhydraten, Fetten und Aminosäuren	Pilze, Fisch, Vollkornprodukte, Milch, Eier
Pantothensäure	Hormonbildung, Schleim-häute, Kohlenhydrat-, Fett-, Eiweißstoffwechsel	Fisch, Eier, Milch, Vollkornprodukte, Hülsenfrüchte, Pilze
Folsäure	Zellteilung, Blutbildung Eiweißstoffwechsel, Schleimhäute	Hülsenfrüchte, Vollkornprodukte, grünes Gemüse, Kartoffeln, Milch, Eier
Biotin	Kohlenhydrat-, Fett-stoffwechsel, Haut, Haare	Bildung durch Darmbakterien, Eier, Sojabohnen, Nüsse, Pilze, Vollkornprodukte

Handwritten annotations: "400 mg tgl." next to Folsäure; "Herz (Arteriosc..." and "Spinat, Mangold" next to Folsäure Vorkommen; "Magnesium", "Selen: 100 - 200 mg" at bottom left.

15

Vitamine – Produkte der Natur

Hergestellt werden Vitamine in der Natur hauptsächlich von Pflanzen und Mikroorganismen (Bakterien). Das heißt, Vitamine sind im Gegensatz zu Mineralstoffen organische Substanzen, die wie alle Produkte der Natur äußeren Einflüssen unterliegen und leicht zerstört werden können. Vor allem im industriellen Umgang mit vitaminreichem Obst, Getreide und Gemüse geht häufig ein Großteil der Vitamine verloren. Auch das Aussehen und die Haltbarkeit eines Apfels beispielsweise sagen wenig aus über seinen tatsächlichen Vitamingehalt (siehe S. 54 ff.)

Weithin bekannt ist ein anderer wichtiger Punkt in diesem Zusammenhang – die Zubereitung unserer Nahrung. Kurz gesagt, sollten vitaminreiche Produkte schonend zubereitet werden, um ihren Vitamingehalt weitgehend zu erhalten.

Fettlösliche und wasserlösliche Vitamine

Chemisch gesehen, bestehen Vitamine zwar aus sehr unterschiedlichen Substanzen, aufgrund ihrer Löslichkeitseigenschaften werden sie aber in zwei Gruppen eingeteilt: in fettlösliche und in wasserlösliche Vitamine.

Dies ist eine sehr bedeutsame Unterscheidung, denn die fettlöslichen Vitamine wie die Vitamine E oder A können nur in Anwesenheit von Fett aus dem Darm aufgenommen werden. Aus diesem Grund sollte man diese Vitamine, sofern man Vitaminpräparate verwendet, immer zu den Mahlzeiten oder nach den Mahlzeiten einnehmen.

Ein weiterer, mit der Löslichkeit zusammenhängender Faktor ist ebenfalls sehr wichtig: Die fettlöslichen Vitamine werden im Gegensatz zu den wasserlöslichen im Organismus gespeichert. Damit ist prinzipiell auch die Gefahr einer Überdosierung bei diesen Vitaminen gegeben.

Als Faustregel gilt: Fettlösliche Vitamine leisten in den Körperbereichen, in denen sie aufgrund ihres Lösungsverhaltens angereichert werden, das, was die wasserlöslichen in der wäßrigen Körperphase leisten. So spielt das fettlösliche Vitamin E für den Schutz der Zellmembranen (= lipophile Struktur, d.h. fettlöslichem Vitamin zugänglich) die gleiche Rolle wie das Vitamin C im wasserlöslichen Bereich, d.h. vor allem im Extrazellulärraum und im Bindegewebsbereich. Die Kombination von Vitamin C und Vitamin E ist insofern sehr sinnvoll, da diese beiden Vitamine vergleichbare Aufgaben an verschiedenen Stellen im Organismus erfüllen.

Heute besonders wichtig: die antioxidativen Vitamine

Für die Gesundheit des Organismus ist grundsätzlich das ausreichende Vorhandensein aller 13 Vitamine von wesentlicher Bedeutung. Unter den heutigen Lebensumständen und angesichts der mit ihnen verbundenen Zunahme der Zivilisationskrankheiten, die größtenteils auf eine Immunschwächung des menschlichen Organismus zurückzuführen sind, spielen jedoch die antioxidativen Vitamine (in der Tabelle gekennzeichnet, siehe S. 14) eine besonders wichtige Rolle. Gerade diese Vitamine schützen den Organismus vor dem immer heftigeren Angriff der »freien Radikale«, der das Immunsystem stark beeinträchtigt und so für die Entstehung vieler Krankheiten ursächlich verantwortlich ist (siehe S. 20–28).

Vitamine sind organische Verbindungen, die der menschliche Organismus braucht, um gesund und leistungsfähig zu bleiben. Die meisten dieser Stoffe muß er über die Nahrung aufnehmen, da er sie selbst nicht herstellen kann. Vor allem die antioxidativen Vitamine C, E und Betacarotin, die das Immun- oder Schutzsystem des Organismus aufrechterhalten, muß er unter den gegenwärtigen Lebensbedingungen in weitaus höherer Dosierung aufnehmen, als üblicherweise empfohlen wird.

17

Die Bedeutung der freien Radikale

Erst in jüngster Zeit wurde die Bedeutung der freien Radikale für die Gesundheit des Menschen erkannt und erforscht.

Zunehmend werden Beweise dafür geliefert, daß durch freie Radikale verursachte Zell- und Gewebeschäden bei der Entstehung verschiedener Krankheiten eine Rolle spielen. Im anglo-amerikanischen Sprachgebrauch werden diese Krankheiten »Free Radical Diseases« genannt. Dazu gehören zum Beispiel Allergien, Krebs oder Arteriosklerose. Die Anfälligkeit des Körpers für derartige Schäden hängt mit einem gestörten Gleichgewicht zwischen der Belastung durch oxidationsfördernde Substanzen, wie dies die freien Radikale in hohem Maße sind, und deren Kontrolle durch antioxidative Substanzen zusammen. Um diese heute besonders wichtigen Zusammenhänge zu verstehen, muß man zunächst wissen, was freie Radikale überhaupt sind und was es für eine Bewandtnis mit ihnen hat.

Was sind freie Radikale?

Bei den freien Radikalen handelt es sich, biochemisch gesehen, um ungepaarte Elektronen an Atomen, Molekülen oder Ionen. Dadurch sind diese hochreaktiv und bilden ständig neue freie Radikale mit anderen in Oxidation tretenden Stoffen, wodurch eine Kettenreaktion ausgelöst wird.

Damit auch Nichtchemiker bildlich besser erfassen können, worum es geht, ist es nützlich, sich daran zu erinnern, daß Oxidation Verbrennung bedeutet: Oxidation bedeutet einen Entzug oder eine Abgabe von Elektronen. Oxidation alleine ist jedoch nicht möglich – es muß immer einen Stoff geben, welcher die Elektronen aufnimmt oder welcher, chemisch gesprochen, dabei reduziert wird. Reduktion ist demnach eine Elektronenaufnahme. Oxidation und Reduktion sind notwendigerweise immer gekoppelt, die beteiligten Reaktionssysteme nennt man Redox-Systeme. In einem gesunden Organismus sind beide Komponenten eines Redox-Systems in einem dynamischen Gleichgewicht.

Keine Verbrennung funktioniert ohne Sauerstoff. Wenn man beim Grillen mehr Hitze braucht, betätigt man den Blasebalg, das heißt, man führt mehr Sauerstoff zu, mit dem Resultat, daß sich die Glut stärker erhitzt und vielleicht sogar Flammen hochschlagen. Gewöhnlicher Sauerstoff liegt in einer weniger reaktionsfreudigen molekularen Bindung vor. Das hat den Vorteil, daß die Reaktionen mit niedriger Geschwindigkeit ablaufen.

Ein freies Sauerstoffradikal ist demgegenüber ungleich reaktionsfreudiger und reagiert blitzartig und sozusagen mit jedem Stoff. Im Vergleich mit dem Grill kann man sich die Wirkung von Sauerstoffradikalen so vorstellen, als würde jemand Brennspiritus auf die Holzkohlen gießen und dazu den Blasebalg betätigen. Es kommt zu einer ungebremsten unkontrollierbaren Reaktion, und das Steak wird mit Sicherheit verschmoren. Vergleichbares passiert im Organismus, wenn dieser die freien Radikale nicht mehr kontrollieren kann.

»Verbrennung« im Organismus

Wie geht nun diese Oxidation, das heißt die Zellschädigung durch die freien Radikale im Organismus genau vor sich?

Den freien Radikalen fehlt ein Elektron, das heißt, sie sind nicht abgesättigt und verlangen intensiv danach, sich mit einem anderen Elektron in einer Paarung zu stabilisieren. Dadurch sind sie in der Lage, mit benachbarten Körperzellen in oxidative Reaktion zu treten, das heißt, sie entziehen einem intakten Molekülverbund ein Elektron, wodurch aber nun dort ein ungepaartes Elektron entsteht, das seinerseits intensiv nach Sättigung verlangt – eine Kettenreaktion mit Gewebsschädigung ist die Folge. Diese tritt aber nur dann ein, wenn nicht genügend Abwehrstoffe gegen übermäßig viele freie Radikale vorhanden sind.

Die positive Wirkung der freien Radikale

Freie Radikale haben nicht nur negative Auswirkungen. Sie werden auch im gesunden Körper in mäßigen Mengen gebildet. Da Sauerstoffradikale in der Lage sind, jede chemische Struktur anzugreifen und zu verändern, dienen sie dem Organismus, wenn er körperfremdes Material zerstören und abbauen will, zum Beispiel Mikroorganismen wie Viren, Bakterien, Pilze oder auch körpereigenes abgestorbenes Gewebe und Zellmaterial. Ebenso werden sie bei bestimmten Abwehrreaktionen gebildet. Zum Beispiel begünstigt eine gewisse Konzentration freier Radikale in den Freßzellen (Phagozyten) die Auflösung von Bakterien und von schädlichen Stoffen, eben infolge ihrer hohen Reaktivität.

In der niedrigen Konzentration, wie sie der Körper bei der Energiegewinnung in den Mitochondrien (Zellorganellen im Protoplasma der Zellen; wichtig für den Energiestoffwechsel) oder bei der Umsetzung von Fettsäuren selbst produziert, sind freie Radikale wichtig für die keimtötende Wirkung von weißen Blutkörperchen oder für die Signalübertragungen innerhalb einer Zelle und zwischen den Zellen. Freie Radikale sind also nicht ausschließlich schädlich.

Die Zunahme der freien Radikale in der Umwelt

Ins Krankhafte und Krankmachende gesteigert wird der Angriff der freien Radikale auf unseren Organismus durch die Zufuhr von außen über Umweltgifte in der Atemluft, im Trinkwasser und in Nahrungsmitteln. Auch energiereiche Strahlung wie die immer stärker einfallende kosmische UV-Strahlung hat dabei ihren Anteil (siehe S. 88–93). Die durch das Ozonloch immer stärker werdende UV-Strahlung sorgt gerade in der smogbelasteten Atmosphäre der Großstädte und Industriestandorte für eine enorme Zunahme der freien Radikale: Die Kettenreaktionen können viel leichter ablaufen, wenn eine Vielzahl chemischer Verbindungen in der Atmosphäre schwebt, zudem sorgt die hohe Energie der UV-Strahlen für höhere Reaktionsgeschwindigkeiten. Ähnliche Wirkung wie die allgemeine Luftverschmutzung auf die gesamte Atmosphäre hat der Tabakrauch für Raucher beziehungsweise notgedrungen mitrauchende Passivraucher: Er enthält eine große Menge freier Radikale, die im Körper infolge der beschriebenen Kaskadenreaktion weitere freie Radikale entstehen lassen. Dazu kommt das weitverbreitete Genußgift Alkohol, welches die Menge an freien Radikalen im Körper ebenfalls beträchtlich erhöht.

Wirksame Zellschutzsysteme müssen also vor allem »Radikalfänger-Systeme« sein, denn wenn die freien Radikale nicht mehr abgebaut werden können, stehen Zellen und Gewebe dauerhaft unter »oxidativem Streß«, der als Ursache für eine Vielzahl von Krankheiten zunehmend in den Vordergrund tritt.

Krankheiten durch freie Radikale

Wenn freie Radikale in zu hoher Konzentration entstehen, leiten sie eine Reaktionskaskade ein, die bis zur Zellzerstörung abläuft, und das kann bis zur Beeinflussung der Erbsubstanz, der DNS (Desoxyribonukleinsäure), gehen. Die massive Zufuhr freier Radikale führt zunächst zu Schädigungen der Schleimhäute des Atmungs- und Verdauungstraktes. Bei einer anhaltenden hohen Konzentration von freien Radikalen kann es infolge einer Erschöpfung des körpereigenen Radikal-Puffersystems auch zu Schädigungen anderer Stellen des Körpers beziehungsweise zu schwerwiegenden Krankheiten kommen.

Allergien
Bei der Entstehung von Allergien darf auf keinen Fall außer acht gelassen werden, daß circa 70% des gesamten lymphatischen Abwehrsystems in den sogenannten Peyerschen Plaques im Darm lokalisiert sind, und daß ein Großteil der heute so explosiv ansteigenden Allergien durch falsche Ernährung und

minderwertige Nahrungsmittel verursacht wird beziehungsweise mit einer Schädigung des Darms zusammenhängt. Greifen
freie Radikale das Darmepithel (Schleimhaut des Darms) an,
kann das somit jeder Art von Allergien Vorschub leisten. Die
Schleimhautbarriere, welche dem Kontakt mit den Abwehrzellen vorgeschaltet ist, wird infolge einer Schädigung durchläs-
sig; damit kommen potentielle Allergene (Stoffe, die eine Allergie hervorrufen können) in unmittelbaren Kontakt mit den
Abwehrzellen. So ensteht eine übermäßig gesteigerte Reaktion
der körpereigenen Abwehrzellen, die jede Allergie kennzeich-
net. Bei einem Mangel an antioxidativen Substanzen kommt es
zusätzlich zu Schädigungen der Epithelgewebe (Deckgewebe,
das die äußere Oberfläche und die inneren Hohlräume des
menschlichen Körpers überkleidet), welche letztlich zu Organ-
schäden und potentiell sogar zur Auslösung einer krebsigen
Entartung führen können.

Krebs

Befindet sich in einer Zelle eine große Anzahl von ungepaarten Elektronen, ist sie in einem sogenannten prooxidativen Zustand; die ungepaarten Elektronen werden als »Promotor neo-
plastischer Transformation« angesehen, wie es in der medizinischen Fachsprache heißt. Übersetzt bedeutet dies nichts anderes, als daß viele freie Radikale in einer Zelle deren Verwand-
lung in eine Krebszelle vorantreiben. Freie Radikale haben
erwiesenermaßen einen Anteil an der Entwicklung des Krebs-
geschehens.

Grauer Star

Die Alterserscheinung »grauer Star« läßt sich auf eine erhöhte
Oxidationsempfindlichkeit der Proteine (Eiweiße) in den Zellen der Augenlinse zurückführen. Dabei haben starke Raucher
im Vergleich mit Menschen, die nie geraucht haben, ein mehr
als doppelt so hohes Risiko, einen grauen Star zu entwickeln.
Wer also mehr als 20 Zigaretten täglich raucht, hat als Mann
ein mehr als doppelt so hohes Risiko für eine Linsentrübung

als ein Nichtraucher. Bei Frauen scheint die Linse dagegen, wie Beobachtungen gezeigt haben, etwas resistenter gegen Nikotin zu sein. Die Vermutung, daß der Risikozuwachs für die Linsentrübung mit einem Verbrauch der antioxidativen Substanzen durch die freien Radikale des Tabakrauchs zusammenhängt, wird durch vorläufige Befunde amerikanischer Ärztestudien stark unterstützt.[1] Durch das Fehlen antioxidativer Substanzen können die freien Radikale mit den Molekülen der Augenlinse in Reaktion treten. Dadurch werden diese »ranzig« und die Linse trübt sich.

Arteriosklerose

Zunehmend werden, neben den klassischen Risikofaktoren wie Rauchen, Bluthochdruck, erhöhte Blutfettwerte, Übergewicht und Zuckerkrankheit, auch Streß und freie Radikale ursächlich mit der Entstehung von arteriosklerotischen Gefäßveränderungen (Gefäßverengungen) in Verbindung gebracht. Einige Experten geben den Anteil der radikalbedingten Ursachen bereits mit bis zu 50% an.

Durch einen reduzierten Spiegel der antioxidativen Substanzen im Körper können freie Radikale die Gefäßinnenwände schädigen; dort lagern sich dann die arteriosklerotischen Plaques an und rufen die gefährlichen Gefäßverengungen hervor.

Auch ein erhöhter Cholesterinspiegel und die damit verbundenen Schadwirkungen wie die Arteriosklerose sind nicht in erster Linie und nicht allein durch die erhöhte Cholesterinzufuhr mit der Nahrung bedingt, sondern durch gestörte Oxidationsvorgänge im Körper, welche wiederum Folge einer ungenügenden Vitaminversorgung, zum Beispiel mit dem fettlöslichen Vitamin E, sein können.

Das vielgescholtene Cholesterin wird nämlich erst nach dem Angriff durch Sauerstoffradikale für den Körper gefährlich.

Die krankmachende Wirkung der freien Radikale besteht darin, daß sie einen alterstypischen Vorgang an Zellmembranen und anderen Lipid- und Eiweißstrukturen fördern: Sie oxidieren diese Substanzen, indem sie in die chemische Struktur des Gewebes eingreifen. Dadurch entstehen Veränderungen, die dem Ranzigwerden der Butter vergleichbar sind. Das erklärt, warum die freien Radikale mit der Entstehung typisch altersbedingter Krankheiten in Verbindung gebracht werden: grauer Star, Herz-Kreislauf-Erkrankungen, Arteriosklerose, chronische Entzündungen, Katarakta, Morbus Alzheimer und allgemein degenerative Veränderungen. Außerdem führen die freien Radikale zu einer vermehrten Produktion von oxidiertem LDL, einer besonderen Form des Blutfettes, welches als wesentlicher Risikofaktor für die Arteriosklerose gilt.

Antioxidative Vitamine – Schutz gegen freie Radikale

Das gesunde Gewebe ist im Prinzip durch einen komplizierten antioxidativen Mechanismus vor oxidativem Streß geschützt. Eine erhöhte Konzentration von freien Radikalen erfordert zwangsläufig auch eine höhere Konzentration von biologischen Antioxidantien, soll die durch freie Radikale ausgelöste Reaktionskaskade verhindert werden. Praktisch bedeutet das eine erhöhte Zufuhr der Vitamine E, C und A beziehungsweise der A-Vorstufe Betacarotin und dazu Selen.

Diese Vitamine können die durch die freien Radikale ausgelösten körperschädlichen Kettenreaktionen zum Abbruch bringen (= quenching). Dabei ergänzen sich die in der fettlöslichen Phase wirksamen Vitamine A und E und das in der wäßrigen Phase wirksame Vitamin C zusammen mit Selen in den verschiedenen Zellbereichen zu einem höchst wirksamen Quartett.

Die »vier Musketiere« des Organismus

Vitamin E ist fettlöslich und leistet innerhalb der Lipidphasen (fettlöslichen Vitaminen zugänglich) der Körperstrukturen das, was das wasserlösliche Vitamin C innerhalb der hydrophilen Strukturen (wasserlöslichen Vitaminen zugänglich) leistet. Deshalb braucht der Körper für einen wirksamen Zellschutz vor freien Radikalen immer die Kooperation beider Vitamine. Diese Kooperation wird nicht nur unterstützt, sondern optimiert durch das zusätzliche Mitwirken des Spurenelements Selen und von Betacarotin. Diese vier Substanzen sind die »vier Musketiere« des Organismus im Kampf gegen die infolge der zunehmenden und überall vorhandenen Umweltverschmutzung in immer größerem Ausmaß auftretenden freien Radikale.

Betacarotin (Provitamin A)
Betacarotin, das wie Vitamin E fettlöslich ist, hat seinen Hauptwirkungsort vor der Zelle. Es neutralisiert angreifende freie Radikale bereits außen an der Zellwand. In dieser Funktion arbeitet es vor allem mit Vitamin E zusammen, welches ebenfalls die Zellwand schützt.

Zudem wirkt Betacarotin der Schädigung des Zellkerns (DNS) entgegen. Das ist besonders wichtig als Schutz vor der Umwandlung einer normalen Zelle in eine Krebszelle. Die Wissenschaftler sprechen in ihrer komplizierten Ausdrucksweise davon, daß dieses Vitamin »auf der Ebene der Promotion die Aktivierung des initiierten Zellklons verhindert«, also die normale Zelle vor krebsiger Entartung schützt. Im Stadium der bereits erfolgten Umwandlung einer normalen Zelle zu einer Krebszelle kann es hingegen nicht mehr viel bewirken.

Beim Schutz der Haut vor den gefährlichen UV-Strahlen entfaltet Betacarotin keine akute Lichtschutzwirkung, wie etwa ein Filter in Sonnencremes, sondern es wirkt erst auf Zellebene. Innerhalb der Zelle kann es als Antioxidans die durch Photonen entstandenen freien Radikale neutralisieren, kann die einwirkende Strahlenenergie ohne Zellschädigung in Wärmeenergie umwandeln und den der Zelle eigenen Reparaturmechanismus unterstützen. Es dient somit nur der Langzeitprophylaxe, die allerdings schon in jungen Jahren einsetzen sollte.

Vitamin E
Vitamin E lagert sich wegen seiner Fettlöslichkeit in den Membranen der gesunden Zellen ein und schützt so deren Oberfläche. Es fängt Sauerstoffradikale ab, die im Begriff sind, die Zellmembranen anzugreifen, wird dabei allerdings selbst unwiederbringlich oxidiert. Es muß also ständig durch neues Vitamin E ersetzt werden, da dieser wichtige Zellschutz nur funktioniert, wenn ausreichend Nachschub vorhanden ist.

Vitamin E wird aufgrund seiner zellschützenden Wirkung zunehmend von informierten Ärzten bei Entzündungen, zum Beispiel bei rheumatischen Krankheiten, eingesetzt. In entzündeten Bereichen spielen Sauerstoffradikale immer eine große Rolle. Es besteht die Hypothese, daß freie Radikale bei rheumatoider Arthritis (RA) zur Gewebeschädigung beitragen und Antioxidantien hier Schutzwirkung haben können.

Vitamin C
Was die Vitamine E und Betacarotin in der fettlöslichen Phase des Körpers leisten, leistet Vitamin C in der wasserlöslichen Phase. Es wirkt innerhalb der Zelle, im Zwischenzellraum sowie vor der Zelle als Schutz gegen freie Radikale.

Selen
Selen ist ein Cofaktor, der Prozesse optimiert. Es hilft also den anderen antioxidativen Vitaminen in ihrer Funktion, freie Radikale zu neutralisieren.

Enzyme unterstützen die antioxidativen Vitamine

Damit die notwendigen oxidativen Stoffwechselvorgänge und Abwehrprozesse des Organismus in einem geordneten Gleichgewicht ablaufen können, ist neben der bereits beschriebenen fein abgestuften Reaktionskaskade antioxidativer Vitaminkomponenten ein weiteres System notwendig, das aus den Enzymen Katalase, Superoxiddismutase und Glutathionperoxidase besteht.

Die enzymatischen Bestandteile des Radikal-Abwehrsystems, vor allem das selenabhängige Enzym Glutathionperoxidase, schützen die empfindlichen Fettbestandteile (Lipide) der Zellmembranen, besonders die Membranlipide der roten Blutkörperchen, vor der Oxidation. Das Enzym Glutathionperoxidase benötigt für seine Aktivierung neben Selen noch einen zusätzlichen Faktor, nämlich Cofaktor Glutathion. Dieser enthält die essentielle Aminosäure Cystein, die ebenfalls in ausreichender Menge für die Synthese des Glutathion zur Verfügung stehen muß. Beim Radikal-Quenching entsteht oxidiertes Glutathion, das wieder rückverwandelt werden muß, damit es seine Schutzfunktion weiter aufrechterhalten kann. Für die Reduktion des Glutathion benötigt der Organismus sowohl die Glutathionreduktase, die allerdings mit zunehmendem Alter des Organismus in ihrer Aktivität nachläßt, als auch Vitamin B2 (Riboflavin).

Für die optimale Funktion des Abwehrprozesses gegen freie Radikale ist also auch ein ausreichender Vitamin-B2-Spiegel nötig. Ein Organismus, der einem erhöhten Anfall von freien Radikalen ausgesetzt ist, muß also fraglos mit allen Mikronährstoffen – dazu gehören auch Spurenelemente und Mineralstoffe – möglichst optimal versorgt werden.

Die weitverbreiteten Zivilisationskrankheiten sind in steigendem Maß durch den schädigenden Einfluß freier Radikale mitbedingt. In großen Studienkollektiven konnte eindrucksvoll gezeigt werden, daß durch die vorbeugende Gabe von Betacarotin, Vitamin C, Vitamin E und dem Spurenelement Selen das radikalneutralisierende körpereigene Zellschutzsystem wirkungsvoll unterstützt werden kann.[2] Die Kombination dieser »vier Musketiere« zeigt auch gute Erfolge bei geschwächter Immunlage und bei Alterserscheinungen bis hin zur senilen Demenz (Minderung geistiger Fähigkeiten). Neu und von großer Bedeutung für jeden gesundheitsbewußten Menschen ist, daß nach Meinung vieler Experten die für den antioxidativen Zellschutz heute benötigten Vitaminmengen nicht mehr in ausreichender Menge durch eine ausgewogene Ernährung aufgenommen werden können. Das hängt vor allem mit der zunehmenden Umweltverschmutzung zusammen, wodurch jeder Mensch unvermeidlich einer immer größer werdenden Zahl freier Radikale ausgesetzt ist, die sein körpereigenes antioxidatives System erschöpfen. Ein weiterer Grund ist, daß Nahrungsmittel heute in der Regel relativ vitaminarm sind (siehe S. 54 ff.).

Klinischen Medizinern zur Mahnung

An dieser Stelle erscheint es mir besonders wichtig, darauf hinzuweisen, daß das Wissen um die gesundheitsschädliche Bedeutung der freien Radikale klinischen Medizinern zur ständigen Mahnung werden muß, einem umfangreichen »Radikalenschutz« mehr Aufmerksamkeit zu schenken. Gerade die aggressiven radikalen Therapien, die im Kampf gegen den Krebs eingesetzt werden, lösen im bis an die Grenzen belasteten und geschundenen Organismus zusätzliche »Radikalenstürme« aus.

Nach meiner Anschauung ist es heute ein Kunstfehler, eine Chemotherapie oder eine Bestrahlung durchzuführen, ohne diese Therapiemaßnahmen in eine begleitende hochdosierte Antioxidantientherapie einzubetten. Es kann einfach nicht länger angehen, daß man dem menschlichen Organismus die höchsten Dosen hochgiftiger Substanzen zumutet, wenn auch in bester Absicht, und gleichzeitig die Anwendung biologisch bestverträglicher Substanzen scheut.

Mindestdosis versus Megadosis – was ist richtig?

Der Mindestbedarf an Vitaminen

Ursprünglich galten Vitamine lediglich als Verhüter von Mangelkrankheiten, und die Forschung konzentrierte sich lange Zeit nur auf diesen Aspekt ihrer Wirkung.

Man hatte bereits zu Beginn der Vitamin-Ära vermutet, daß eine ganze Reihe von Krankheiten, darunter die in Süd- und Ostasien gefürchtete Beriberi sowie der in der europäischen Seefahrt wütende Skorbut, wohl irgendwie mit der Ernährung zusammenhängen müßte. Der Nachweis der Vitaminwirkung erfolgte zunächst durch spezifische Mangeldiäten im Tierversuch oder durch unfreiwillige Mangeldiäten bei Menschen. So erkannte man anhand der historischen »Massenexperimente« der Vitamin-C- und der Vitamin-B1-Mangelernährung, daß der Ausbruch von Skorbut und der Beriberi auf eine mangelhafte Vitaminversorgung zurückzuführen war.

Klassische Mangelkrankheiten: Beriberi und Skorbut

Beriberi
Beriberi ist indonesisch und bedeutet »große Schwäche«. Die Krankheit trat früher vorwiegend in den Plantagen, Minen und Gefängnissen Süd- und Ostasiens auf und konnte schließlich auf die nahezu ausschließliche Ernährung mit maschinell geschältem und poliertem Reis zurückgeführt werden. Gelegentlich trat sie auch in Europa während der Wintermonate bei ausschließlicher Ernährung mit Produkten aus weißem Mehl auf. Bei den Betroffenen kam es zu Schwellungen an den Gliedmaßen, zu Nervenlähmungen und schließlich zu Herzschwäche, die zum Tod führen konnte.

Erst als 1911 der polnische Biochemiker Casimir Funk aus dem Abfall, der beim maschinellen Polieren der Reiskörner anfiel, eine stickstoffhaltige Verbindung isolieren konnte, die gegen Beriberi wirksam war, erkannte man, daß in der Hülle des Reiskorns – wie auch der europäischen Getreidearten – lebenswichtige Stoffe enthalten sind. Funk nannte deshalb die aus der Reiskleie isolierte Substanz Vitamin (siehe S. 12). Heute ist dieser Stoff als Thiamin oder Vitamin B1 bekannt. Funk erbrachte zwar als erster den chemischen Nachweis für die Abhängigkeit der Beriberi von Thiaminmangel, doch bereits 1897 konnte der auf Java lebende holländische Arzt Christiaan Eijkman (1858 bis 1930) sowohl in Tierversuchen als auch am Menschen nachweisen, daß die Krankheit immer nur dann auftrat, wenn der Reis als Hauptnahrungsmittel geschält gegessen wurde, andererseits durch Gabe von ungeschältem Reis geheilt werden konnte. Auch heute noch ist der Vitamin-B1-Mangel eine der häufigsten Vitaminmangelerscheinungen (Avitaminosen), und wenn man berücksichtigt, welch ein geringer Prozentsatz unserer Bevölkerung Vollkornreis oder Vollkornmehl, die wichtigsten Vitamin-B1-Lieferanten, zu sich nimmt, so hat man bereits eine Hauptursache für diese schleichende Mangelerscheinung identifiziert (siehe S. 35–38).

Skorbut

Auch beim Skorbut, ebenfalls eine der ältesten bekannten Avitaminosen, wurden bald Zusammenhänge zwischen der Ernährung und der Krankheit hergestellt. Skorbut befiel in früheren Zeiten vor allem Seefahrer oder Gefängnisinsassen, die oft monatelang nur von konservierter Nahrung, zum Beispiel Zwieback und gepökeltem Fleisch, leben mußten, ohne irgendwelche frische Kost. Vor allem fehlte es an frischem grünen Gemüse und Obst. Die von Skorbut befallenen Menschen konnten erst geheilt werden, wenn man ihnen Zitrusfrüchte und frisches Gemüse gab.

Wohl aus historischen Gründen hat die Schulmedizin ihre Aufmerksamkeit bislang nur auf den Mindestbedarf an Vitaminen gerichtet, den ein Mensch für seine Gesundheit braucht. Aus dieser »Vitamin-Tradition« erklärt sich auch das offensichtliche Desinteresse und das sich daraus ergebende gravierende Unwissen der klassischen Medizin bezüglich positiver Wirkungen höherer und höchster Vitamindosierungen.

Hohe Vitamindosierungen

In Deutschland konzentrierte man sich in der Vitaminforschung bis vor kurzem ausschließlich auf die Verhütung von Mangelerscheinungen. Erst in allerjüngster Zeit gibt es Hinweise auf eine Neubewertung hinsichtlich erhöhter Vitamindosierungen. In den USA oder Japan ist man hier schon fortschrittlicher. So wird in manchen Krankenhäusern in Japan nach chirurgischen Eingriffen, nach Bluttransfusionen und auch bei Infektionskrankheiten, zum Beispiel Hepatitis, routinemäßig Vitamin C in Dosierungen von 6 – 10 g täglich verabreicht.[3] In den USA behandeln die Ärzte Patienten gegen die schädlichen Folgen hoher Blutfette bereits mit Megadosierungen von Vitamin E.

Eine aktuelle amerikanische Studie belegt einen positiven Effekt von hochdosiertem Vitamin E auf die Blutfette. Dosierungen von 1600 mg täglich wurden über insgesamt acht Monate verabreicht. Hier wurden also ganz offiziell ärztlicherseits Dosierungen angeordnet, welche die Empfehlungen der DGE zum täglichen Vitamin-E-Bedarf von 12 mg um das 133fache übersteigen.

Zwischen der Mindestdosis zur Verhütung von Mangelerscheinungen und der Dosis, von der weitere positive Effekte auf die Gesundheit erwartet werden, liegt eine weite Spanne.

Die steigende Belastung des Organismus

Die Fixierung auf den Vitaminmindestbedarf ist etwa so, als wollte man festlegen, wieviel Geld ein Mensch heutzutage in Deutschland zum Überleben braucht, und dann behaupten, alles, was jetzt und auch in Zukunft über diesen Betrag hinausgehe, sei ohne jede positive Wirkung und könne möglicherweise sogar schaden. Es wird nicht berücksichtigt, daß man sich mit etwas mehr als dem überlebensnotwendigen Betrag auch ein Mehr an Lebensqualität, an kreativen Möglichkeiten, Anregungen und an Kontakten schafft. Zudem kann man Hilfs- und Förderungsmöglichkeiten für andere leichter realisieren, und darüber hinaus bleibt ein Reservepolster für schwierige Zeiten. Es wird auch nicht berücksichtigt, und hier ist die Parallele zur Vitaminversorgung ganz offensichtlich, daß immer mehr Geld verbraucht wird, um den Grundstandard zu halten, weil die Preise ständig steigen.

Der Preis, den unser Organismus bezahlen muß, um seine biologischen Systeme in Ordnung zu halten, ist gewaltig gestiegen. Dies ist u.a. eine direkte Konsequenz aus der Überflutung mit chemischen und industriellen Schadstoffen aller Art sowie einem zivilisationsbedingten Bombardement mit unphysiologischen Dauerreizen, welche den Organismus in einen chronischen Streßzustand bringen.

Allein die Streßbelastung und die damit verbundene Reinigungsarbeit bewirken einen enormen Zusatzverbrauch der antioxidativ wirksamen Vitamine, die in Zusammenarbeit mit bestimmten Spurenelementen, Enzymen und körpereigenen Redoxsystemen den Organismus von schädlichen freien Radikalen klären.

Vitaminmangel in unserer Wohlstandsgesellschaft

Die Überzeugung, daß wir in einer Wohlstandsgesellschaft leben, läßt es kaum zu anzunehmen, es gebe in dieser Gesellschaft Mangelzustände. Wir werden zu jeder Jahreszeit ausreichend mit frischem Gemüse und Obst versorgt; unsere hygienischen Verhältnisse sind so gut wie zu keiner Zeit in der menschlichen Geschichte; unsere Lebensbedingungen scheinen so optimal zu sein, daß wir gar nicht an die Möglichkeit einer Unterversorgung mit Vitaminen denken. Leben wir aber tatsächlich in einem Schlaraffenland?

Wenn wir einmal einen genaueren Blick auf die tatsächliche Lage der Vitaminversorgung unserer Bevölkerung werfen, zeigt sich, daß in unserer Wohlstandsgesellschaft Vitaminmangelzustände nicht nur als seltene Ausnahme auftreten, sondern viel häufiger als allgemein angenommen.

Vitamin B

Eine neue Methode zur Bestimmung von Vitamin-B-Mangel

Der Nachweis eines Vitamin-B-Mangels erfolgte bisher dadurch, daß man die Konzentration einzelner Vitamine des B-Komplexes im Blutserum bestimmte. Wie man aber mittlerweile festgestellt hat, kann diese Untersuchungsmethode keine zuverlässigen Ergebnisse liefern. Das liegt daran, daß die eigentliche Funktion der B-Vitamine innerhalb der Zelle liegt und sich die Vitamin-B-Konzentration außerhalb der Zelle, also im Blutserum, nicht in gleichem Maße wie die intrazelluläre Konzentration ändert.

Mit Hilfe einer neu entwickelten Methode läßt sich eine weitaus genauere Aussage darüber machen, ob tatsächlich ein Vitamin-B-Mangel im Körper besteht: und zwar mit der Messung von Zwischenprodukten Vitamin-B-abhängiger Enzymreaktionen. Einige dieser Zwischenprodukte haben nämlich keine eigenständige Funktion im Strukturstoffwechsel des Körpers und häufen sich an, wenn infolge Vitamin-B-Mangels die Reaktionskaskaden nicht weiter ablaufen, bei denen sie sonst verbraucht würden.

Alle Untersuchungen zur Feststellung eines Vitamin-B-Mangels, die mit Hilfe der herkömmlichen Methode durchgeführt wurden, deren Ergebnisse sich also auf Blutuntersuchungen stützen, entbehren einer gesicherten Grundlage. Aufgrund dieser Methode der Blutuntersuchung gibt aber die DGE ihre allseits anerkannten Empfehlungen zur Vitaminversorgung der Bevölkerung heraus – mit dem Kommentar, die Bevölkerung sei ausreichend mit Vitaminen versorgt.

Verbreiteter Vitamin-B-Mangel

In einer internationalen Studie, an der verschiedene Zentren in den Niederlanden, in Belgien und Deutschland beteiligt waren, wurde mit der neuen, viel genaueren Methode untersucht, ob ältere Krankenhauspatienten und auch ältere Gesunde an Vitamin-B-Mangel leiden.

Die Ergebnisse waren äußerst aufschlußreich. Sogar in der Gruppe gesunder älterer Menschen war die weit überwiegende Anzahl, nämlich zwei Drittel (67%) mit Vitamin B unterversorgt. Sogar nach der alten ungenauen Methode, der Messung des Vitamin-B-Serumspiegels, wäre bei 29% dieser älteren Menschen, die sich alle als gesund einschätzten, eine erniedrigte Vitamin-B-Serum-Konzentration festgestellt worden.

Noch viel auffälliger waren die Ergebnisse bei den kranken älteren Menschen. Hier hatten bis zu 81% einen Vitamin-B-Mangel. Mit der bisher üblichen Methode konnte man lediglich bei 59% eine erniedrigte Vitamin-B-Serumkonzentration nachweisen.[4]

Das bedeutet, daß eine vermehrte und vor allem kritische Auseinandersetzung mit dem häufig eher beiläufig betrachteten Problem eines Vitamin-B-Mangels im Alter durchaus gerechtfertigt ist. Wie die Untersuchungsergebnisse eindeutig belegen, ist dieser sehr viel häufiger, als bisher aufgrund offensichtlich unzureichender Nachweismöglichkeiten angenommen wurde.

Der Mangel äußert sich schleichend

Abschied nehmen sollte man insbesondere von dem vorherrschenden klinischen »Alles oder nichts«-Bild eines Vitamin-B-Mangelsyndroms. Die klassischen Krankheitsbilder wie Perniziosa, Pellagra oder Beriberi stellen lediglich den Endpunkt eines extremen Vitamin-B-Mangelzustandes dar. Die geringe Verbreitung dieser Krankheiten sagt also nichts über die tatsächliche Vitamin-B-Versorgung aus. Zwischen ausreichender Bedarfsdeckung einerseits und einem ausgeprägten Vitamin-B-Mangel andererseits kann ein weiter Bereich der Unterversorgung liegen, der bisher allenfalls durch unspezifische Symptome in Erscheinung trat.

Ein gestörter Vitamin-B-Stoffwechsel zieht alle Symptome nach sich, an denen gerade ältere Menschen so oft leiden: ein Nachlassen der gesamten Gehirnfunktionen – des Gedächtnisses, der Konzentrationsfähigkeit und des Auffassungsvermögens bis hin zur neuropsychiatrischen Auffälligkeit.

37

Am Rande sei bemerkt, daß dem Hausarzt im Zuge der letzten Gesundheitsreform verboten wurde, was bislang weithin üblich war, nämlich älteren Menschen bei allgemeinen und zerebralen Abbauerscheinungen mit sogenannten Aufbauspritzen zu helfen. Diese enthalten in aller Regel eine Multivitaminkombination des B-Komplexes.

Eine weitere Fehlleistung der Gesundheitsreform ist u.a. das Verbot von Arzneimitteln, die aus vielen Einzelkomponenten zusammengesetzt sind, oder auch der meisten Naturheilpräparate. Diese können in Zukunft nicht mehr zu Lasten der Kassen verordnet werden.

Mangelgefährdete Risikogruppen

Vitamindefizite lassen sich, einer Studie des Instituts für Ernährungswissenschaften der Universität Gießen zufolge (von 1985 bis 1989 wurden rund 25000 Personen befragt), nicht nur bei Senioren (Menschen ab dem 65. Lebensjahr), sondern auch bei Rauchern (über 10 Zigaretten pro Tag), bei Menschen, die Alkohol konsumieren (über 0,5 Liter Bier, 0,25 Liter Wein oder 1 Schnaps pro Tag), bei jungen Frauen und ganz allgemein bei Männern zwischen 34 und 54 Jahren nachweisen. Dazu kommen Sporttreibende, Menschen mit hohem Medikamentenverbrauch, Menschen, die starker Streßbelastung ausgesetzt sind und andere, die im folgenden ausführlich behandelt werden.

Junge Frauen

Junge Frauen zwischen 15 und 35 Jahren sind besonders häufig mangel- oder fehlernährt. Das trifft nicht nur für den Vitaminbereich zu, sondern auch für Mineralstoffe und Eisen.

So sind 50 – 60% der 15 – 35jährigen Frauen unzureichend mit Eisen versorgt, 70% erreichen die Empfehlung für die Kalziumzufuhr nicht, und 10% nehmen nur die Hälfte der empfohlenen 800 mg Kalzium pro Tag auf.[5] Ebenfalls deutlich unter der Empfehlung der DGE liegt bei jungen Frauen die Aufnahme einiger wasserlöslicher Vitamine, vor allem solche der B-Gruppe. 72% der 15 – 18jährigen und 61% der 19 – 35jährigen nehmen zu wenig Thiamin (Vitamin B1) auf. Häufig findet sich in dieser Altersgruppe auch eine mangelnde Versorgung mit Riboflavin (Vitamin B2) und Pyridoxin (Vitamin B6). Letztere ist vor allem bei 15 – 18jährigen Mädchen beeinträchtigt. Geradezu rekordverdächtig ist die Unterschreitung der Empfehlung für Folsäure. 98% der 19 – 35jährigen nehmen weniger als die empfohlene Menge auf. Auch die Zufuhr von Kobalamin (Vitamin B12) läßt bei vielen jungen Frauen zu wünschen übrig, vor allem bei den 18 – 24jährigen.

Eine Teilursache für diesen Vitaminmangel liegt fraglos im Ernährungsverhalten der »Fast-Food-Generation«. So kommen als B12-Lieferanten pflanzlicher Natur nur mikrobiell vergorene Erzeugnisse wie Sauerkraut und Bier in Betracht, was für einen sich traditionell ernährenden Bayern kein Problem sein dürfte, während junge Frauen heutzutage eher eine andere Kost bevorzugen und weniger Sauerkraut essen und Bier trinken, als aus Gesundheitsgründen ratsam wäre. Die ausreichende Ernährung mit Folsäure ist am besten durch eine ausgeglichene Mischkost erreichbar. Hamburger mit Cola, Pommes und Ketchup erfüllen diese Kriterien nicht.

Junge Frauen leiden vorwiegend unter einem Mangel der Vitamine B1, B2, B6, B12 und Folsäure.

Menschen mit hohem Alkoholkonsum

Laut einer Statistik aus dem Jahr 1994 trinkt jeder Deutsche dreizehn Liter reinen Alkohols im Jahr, und der Alkoholkonsum der Deutschen nimmt ständig zu.

Wenn man den gesamten Alkoholverbrauch in Flaschen Bier ausdrückt, ergibt sich ein statistischer jährlicher Durchschnittskonsum von 260 Litern Bier pro Person. Eingerechnet sind hier alle Babys, Kleinkinder, Abstinenzler usw. Sie alle trinken also im statistischen Durchschnitt täglich zirka 2 Flaschen Pils.

Sicher sind das statistische Spielereien, doch veranschaulichen sie die Dimension des Problems: Wenn in der genannten Studie ein erhöhter Alkoholkonsum angenommen wurde und ein Vitamindefizit schon mit einem Alkoholäquivalent von 0,5 l Bier täglich verbunden ist, dann ist davon keineswegs nur ein kleiner Prozentsatz der Bevölkerung betroffen.

Menschen mit regelmäßigem Alkoholkonsum haben überdurchschnittlich häufig einen Mangel an den Vitaminen B1, B2 und B6. Zudem steht bei ihnen dem erhöhten Bedarf an antioxidativem Vitamin C und an Karotinoiden (Betacarotin) eine signifikant niedrige Aufnahme dieser Vitamine gegenüber.

Raucher

Raucher sind, wie bereits erwähnt, besonders stark dem Einfall übermäßig vieler freier Radikale ausgesetzt.

Den meisten Rauchern mangelt es an antioxidativen Vitaminen, vor allem Vitamin C, das durch Kohlenmonoxid im Tabakrauch zerstört wird.

Menschen mit Vitamin-D-Mangel

Ein weiteres Problem ist die Versorgung mit Vitamin D.

Im Winter und Frühjahr weisen 5% – 11% der Bevölkerung niedrige Meßwerte auf, da Vitamin D unter Sonneneinstrahlung in der Haut gebildet wird; im Norden leiden mehr Menschen an Vitamin-D-Mangel als im Süden. Auch hier sind Zigarettenraucher wieder stärker betroffen. Eine weitere mangelgefährdete Gruppe sind Säuglinge und kleine Kinder.

Männer zwischen 34 und 54 Jahren

Bei dieser Gruppe ist eine verminderte Aufnahme der antioxidativ wirksamen Vitamine C und Betacarotin nachgewiesen.

Menschen unter Einfluß erhöhter Schadstoffkonzentration

Was heute in zunehmendem Maße besonders schwer in seiner schädigenden Wirkung auf das Immunsystem zu tragen kommt, sind die Belastungen durch körperunverträgliche Stoffe im menschlichen Organismus. Diese Stoffe erzeugen oft Symptome, die schleichend beginnen und zu Krankheitsbildern führen, die der Schulmedizin nicht bekannt sind.

Das »Sick-Building-Syndrom«
Durch die seit Beginn der 70er Jahre in großem Ausmaß erfolgte Abdichtung der Räume gegen die Außenluft (um Energieverluste zu vermeiden) wurde auch die Zirkulation der Innenraum- zur Außenraumatmosphäre verhindert. Es ergab sich ein folgenreicher Anstieg von Schadstoffkonzentrationen in den Wohnräumen. Das Krankheitsbild, das direkt auf diese er-

höhte Schadstoffbelastung in den Innenräumen zurückzuführen ist, wird als »Sick-Building-Syndrom« bezeichnet. Dazu kann es allerdings nur kommen, wenn der Organismus zusätzlich zu der gestörten Zirkulation giftigen Substanzen wie
etwa polychlorierten Kohlenwasserstoffen (PCB) ausgesetzt
ist. Diese Stoffe sind vorwiegend in Weichmachern von Kunst-
stoffen, in Isoliermaterial, oder in Gummierungen von Tep-
pichböden enthalten.

Das Sick-Building-Syndrom ist gekennzeichnet durch eine
ständig verstopfte Nase, durch tränende Augen, ausgetrocknete
Schleimhäute, Kopfschmerzen und Konzentrationsstörungen.
Dazu können eine insgesamt trockene Haut, Engegefühl in der
Brust und Erschöpfungszustände kommen – insgesamt allergi-
sche Symptome also. Die polychlorierten Kohlenwasserstoffe
wirken allesamt immuntoxisch (das Immunsystem schädigend).

Besonders erschreckend ist, daß die PCB-Konzentration im
Fettgewebe von Kindern in den letzten Jahren stark angestiegen ist; Kinder in Deutschland weisen heute schon
höhere Werte auf als in anderen Industriestaaten die
Erwachsenen.

Schädigung der natürlichen Abwehr
Bei einer Untersuchung am Institut für Umweltkrankheiten in
Bad Emstal konnten bei den meisten Patienten, die an chronisch allergischen Erkrankungen litten, auch immuntoxische
Wirkungen durch verschiedene chlorierte Kohlenwasserstoffe
nachgewiesen werden. Allergiker zählen allerdings zu der
Gruppe von Menschen, die auf Schadstoffe aus der Umwelt am
auffälligsten reagieren. Interessant ist in diesem Zusammen-
hang aber, daß bei diesen Patienten auch ein Nährstoffmangel
vorlag. Betroffen waren vor allem die Vitamine A, B2, B6, B12
und C, die Spurenelemente Selen und Zink sowie Magnesium.
Damit gehören Allergiker und die durch Schadstoffe aus der
Umwelt geschädigten Personen ebenfalls zur Risikogruppe für
Vitaminmangel.

Wenn man sich die Prozesse im Organismus in diesem Zusammenhang genauer ansieht, wird deutlich, welche Rolle Vitamine dabei spielen.

Unser Organismus besitzt natürliche Killerzellen und sogenannte Suppressor-T-Lymphozyten, deren Aufgabe darin besteht, Bakterien, Viren und maligne (bösartig) entartete Zellen zu bekämpfen. Doch gerade Killerzellen und Suppressor-T-Lymphozyten reagieren überaus empfindlich auf chlorierte Kohlenwasserstoffe. Eine Abnahme der Zahl der natürlichen Killerzellen bedeutet aber eine verminderte Abwehrfähigkeit. Das hat eine erhöhte Anfälligkeit des Körpers für Infekte zur Folge; möglicherweise ist auch das Krebsrisiko erhöht.

Bei Allergien und Pseudoallergien werden Immunreaktionen fehlgeleitet (die Suppressor-T-Zellen vermindern sich, während die T-Helfer-Zahl gleich bleibt). Hier ist oft eine Vitamin-A-Gabe sinnvoll, weil ein Mangel dieses Vitamins bei T-Zell-Funktionsstörungen nachgewiesen ist. Der Aktivierungsgrad des T-Zell-Systems wird nämlich durch ein Vitamin-A-Defizit nachhaltig beeinträchtigt.

Natürlich wäre es besser, wenn man die Belastung mit polychlorierten Kohlenwasserstoffen und anderen von der chemischen Industrie produzierten Schadstoffen ganz ausschließen könnte, aber solange das nicht möglich ist beziehungsweise es nicht schnell genug und nicht umfassend genug erreicht werden kann, kann der Einzelne seine »Belastbarkeit« deutlich durch eine optimale Versorgung mit antioxidativen Nährstoffen, sprich Vitaminen, erhöhen.

Vitaminmangel durch Medikamenten-Einnahme

Bevorzugte Kandidaten für einen Vitaminmangel sind alle
Menschen, die über längere Zeit Medikamente aus den folgenden Gruppen einnehmen:

Arzneimittel	Betroffene Vitamine
Abführmittel (auf Paraffinbasis)	A, D, E, K (= fettlösliche Vitamine)
Antibiotika (Penicilline, Tetracycline, Sulfonamide, Chloramphenicol)	Folsäure, B12, Biotin, B1, B2, PABS (Paraaminobenzoesäure – ein Mitglied der B-Gruppe), Niacin, K
Anti-Baby-Pille	B2, B6, Folsäure, E
Antirheumatika	Folsäure, B6
Appetitzügler (Fenfluramin)	C
Aspirin	K, C, Folsäure, B12
Corticosteroide	D, A, C
Grippemittel (Chinin)	B2
Psychopharmaka	Folsäure
Schlafmittel (Barbiturate)	Folsäure

nach W. Günther: Das Buch der Vitamine. Südergellersen, 1984;
ergänzt nach J.P. Griffin, P.F. Darcy: Arzneimittelinteraktionen.
München, Wien 1981.

Wie viele Menschen nehmen Psychopharmaka? Wie viele nehmen Antibiotika, Grippemittel oder Schlafmittel? Wie viele
Menschen nehmen Antirheumatika? Und wie viele Frauen
nehmen die Pille?

Es sind immerhin so viele, daß 1992 in Deutschland für
37,9 Millionen DM Psychopharmaka verordnet wurden, für
29,5 Millionen DM Antibiotika und für 97,0 Millionen DM
Antirheumatika. Ich glaube, diese Zahlen sprechen für sich.

Hoher Vitaminbedarf durch Sport

Als weitere Gruppe mit einem hohen Vitaminbedarf beziehungsweise mit einem erhöhten Risiko eines Vitaminmangels sind alle sportlich aktiven Menschen anzusehen: Bei einem bestimmten Grad von Energieumsatz kommt es im Körper unvermeidlich zu einer vermehrten Produktion vitaminzehrender freier Radikale.

Aufgrund von Umweltverschmutzung, Lebensmittelbelastung mit chemischen Schadstoffen u.ä. ist unser körpereigenes Reinigungssystem meist schon so weit ausgelastet, daß es diese zusätzliche Radikalen-Belastung nicht mehr ausgleichen kann. So führt der Drang nach Fitness und Gesundheit paradoxerweise zu schnellerem Altern.

Biochemisch gesehen ist Altern nichts anderes als Oxidation von bestimmten Körperverbindungen, die dadurch »ranzig« werden oder zu »rosten« beginnen. So führt die Oxidation der elastischen Fasern der Haut zum Beispiel dazu, daß diese faltig wird. Auch die sogenannten Altersflecken sind nichts anderes als Ablagerungen von Pigmenten, die infolge von Oxidation durch aggressive freie Radikale gebildet werden. Nur wenn die Aktivität der freien Radikale durch eine erhöhte Zufuhr antioxidativer Vitamine gebremst wird, erleidet der Organismus keinen Schaden.

Von diesen Gefahren sind vor allem die Hochleistungssportler betroffen: Sie gehen bis an die biologischen Leistungsgrenzen und gelangen regelmäßig in den Bereich der Sauerstoffnot im Gewebe, was die Bildung der freien Radikale begünstigt. In der Praxis allerdings ist diese Gruppe weniger gefährdet, denn es handelt sich durchweg um Profis, für die eine hochdosierte Vitamin- und Mineralstoffzufuhr als unverzichtbare Maßnahme längst zur Gewohnheit geworden ist.

Hobby-Sportler sind besonders gefährdet

Als Risikogruppe für einen Vitaminmangel viel bedeutsamer ist das Heer der Hobby-Jogger und sonstigen Freizeitsportler, da sie mit jedem Muskelkater vorübergehend in den Bereich eines überkritischen Radikalen-Anfalls kommen.

Ein zweiter, beim Sport unvermeidlicher Belastungsfaktor liegt in der höheren Zufuhr von Schadstoffen in der eingeatmeten Luft, da die Sauerstoff- und damit auch die Schadstoffaufnahme mit der Intensität und Dauer der körperlichen Anstrengung ansteigt. Das in der Stadtluft (und nicht nur dort) reichlich vorhandene Kohlenmonoxid zerstört zum Beispiel Vitamin C.

Damit soll aber der allgemeine Nutzen sportlicher Betätigung keineswegs in Abrede gestellt werden.

> Freizeitsportler können sich relativ einfach und gefahrlos vor den schädlichen Folgen einer überhöhten Konzentration freier Radikale schützen, indem sie vorbeugend hohe Dosen Vitamin C, Vitamin E, Provitamin A und Magnesium einnehmen.

Vitaminmangel durch Umweltstreß

Ein weiterer Faktor, der zu einem erhöhten Vitaminbedarf führt, ist Streß. Schon die Zugehörigkeit zu unserer gegenwärtigen Zivilisation ist ein unvermeidlicher chronischer Streßfaktor. Das mögen manche vielleicht für übertrieben halten, der menschliche Organismus ist jedoch ein derart sensibles System, daß bereits die Störung des biologischen Tag-Nacht-Rhythmus durch künstliche Beleuchtung Streß für den Körper darstellt. Das ist durch Messung der Streßhormone seit langem wissenschaftlich bewiesen.

Elektromagnetische Strahlung

Das 50Hz-Wechselstromfeld der elektrischen Geräte in unseren Wohnungen und Büros ist ein unnatürlicher Dauerreiz genauso wie das dem Sonnenlicht nicht äquivalente Spektrum der meisten Glühlampen oder, noch schlimmer, der Leuchtstoffröhren.

Alle, die am Bildschirm arbeiten, und das werden in unserer Computer-Gesellschaft immer mehr, haben einen erhöhten Bedarf an Vitaminen, besonders an dem Augen-Vitamin A sowie den Vitaminen C und E.

Es gibt mittlerweile viele Belege, daß die elektromagnetische Strahlung neben der direkten Wirkung auf die Augen, welche zu dem erhöhten Vitamin-A-Bedarf führt, einen konstanten Störeinfluß auf den gesamten menschlichen Organismus ausübt. Zu den Störquellen gehören Bildschirme sowie alle elektrisch betriebenen Geräte (auch das Sitzen vor dem TV-Gerät muß man als Arbeit für den Organismus bezeichnen), besonders auch die neuerdings so beliebten Halogenlampen, da diese einen vorgeschalteten Transformator benötigen, welcher eine starke Änderung des elektromagnetischen Feldes bewirkt.

Für den negativen Einfluß der elektrischen Geräte auf den Körper gibt es verschiedene Gründe. Zum einen besitzt der menschliche Organismus interne Taktgeber für viele seiner rhythmisch und zyklisch ablaufenden Prozesse, deren Taktfrequenz durch äußere Störfrequenzen, zum Beispiel durch den 50Hz-Takt des Wechselstromnetzes, gestört wird. Zum anderen läuft die interne Nachrichtenübermittlung des Körpers über Biofrequenzen, die durch externe elektromagnetische Felder verändert werden.

Verkehrslärm

Ein weiterer Streßfaktor ist der Verkehrslärm, der langfristig gesundheitsschädlich wirkt. Unser Körper reagiert auf Lärm mit einem Erregungszustand sowohl des Zentralnervensystems als auch des vegetativen Nervensystems. Schon bei üblichen Umweltlärmpegeln sind im Experiment zentralnervöse Änderungen im EEG nachzuweisen, der Blutdruck verändert sich, die Herzfrequenz steigt an, die Blutfettwerte sowie die Ausscheidung der Streßhormone im Urin nehmen zu. Weil nun viele dieser Veränderungen als Risikofaktoren für Herz-Kreislauf-Erkrankungen gelten, führte das Bundesgesundheitsamt in Berlin (BGA) mehrere epidemiologische Studien durch, um die Frage zu klären, ob Menschen, die einer starken Lärmbelästigung ausgesetzt sind, eher einen Herzinfarkt erleiden als andere. Es zeigte sich, daß bei Pegeln über 66 – 70 dB, was etwa der Lärmbelästigung beim Wohnen an einer Durchgangsstraße entspricht, das Infarktrisiko um 10 – 30% erhöht ist. Weiterhin erbrachten die Untersuchungen den Nachweis, daß wir im Schlaf besonders lärmgefährdet sind, auch wenn wir das scheinbar nicht wahrnehmen. Bei den im Schlaflabor beschallten Versuchspersonen traten bereits bei relativ geringen Geräuschpegeln von 55 dB, die beispielsweise schon erreicht werden, wenn ein herkömmlicher Pkw in 40 m Entfernung am geschlossenen Fenster vorbeifährt, deutliche Effekte auf: Der Schlaf war von schlechter Qualität, Tiefschlafphasen nahmen ab, die Ausscheidung des Streßhormons Adrenalin stieg stark an, und die Zahl der Blutplättchen veränderte sich.[6]

Diese verschiedenen Formen von Streß sind in der einen oder anderen Weise für jeden von uns unausweichlich. Streß betrifft Nichtraucher, die mit Rauchern zusammensitzen genauso wie Autofahrer, die im Stau stehen und die Abgase der ganzen Kolonne einatmen müssen. Industriesmog, Lichtreklamen, Dichte-Streß in den überbevölkerten Großstädten sowie traumatisierende Nachrichten, die uns ohne Vorwarnung via TV ins Wohnzimmer geliefert werden, sind weitere Streßfaktoren, die uns ständig belasten.

Da wir diesen Einflüssen häufig ausgesetzt sind, ist unser Organismus selten völlig entspannt. Dadurch ist seine Streßreserve geringer, und er gerät viel leichter in einen überkritischen Streßzustand. Zudem besteht die Gefahr, daß der Organismus unter Dauerstreßeinfluß kommt und schließlich in einen chronischen Erschöpfungszustand gerät.

Vitamin C – Schutz gegen Streß
Für den Aufbau größerer Mengen der Streßhormone Adrenalin, Noradrenalin und Cortisol braucht unser Körper viel Ascorbinsäure (Vitamin C), einmal ganz abgesehen von der wichtigen Rolle der antioxidativen Vitamine bei der Entgiftung. So hat man bei den an Ascorbinsäuremangel leidenden Skorbutpatienten geschrumpfte Nebennieren gefunden; die Nebennieren sind das zentrale Streßorgan des Menschen.

> Mit Hilfe von Vitamin C werden in der Nebennierenrinde die leistungssteigernden Steroidhormone schneller produziert. Auch die Umwandlung der Aminosäure Tyrosin in die Neurotransmitter Dopa, Dopamin und schließlich in die Streßhormone Noradrenalin und Adrenalin geschieht nur, wenn ausreichend Vitamin C vorhanden ist.[7]

Aus diesem Grund steigern die meisten Säugetiere, zum Beispiel der Hund, in Streßsituationen ihre körpereigene Vitamin-C-Produktion um ein Vielfaches.

Wenn dieses Vitamin einem chronisch streßgeplagten Menschen nicht in ausreichender Menge zur Verfügung steht, tritt vorschnell eine Erschöpfung der Nebennierenrinde ein, d.h. der Organismus kann sich nicht mehr erfolgreich mit dem Streß auseinandersetzen. Ein Mensch in einer solchen Lage hat dann oft nicht einmal mehr die Energie, sich aus der streßauslösenden Situation zu befreien. Zusätzlich zur streßbedingten NNR-Erschöpfung kann nun auch noch ein Vitamin-B1-Mangel kommen, der sich als extreme Müdigkeit äußert, da zum einen der energieliefernde Kohlenhydratstoffwechsel blockiert ist, zum anderen die Zellatmung von einem reibungslosen Zusammenspiel aller Vitamine des B-Komplexes abhängt. Es kommt also ein innerer Sauerstoffmangel infolge einer Störung der Sauerstoffverwertung hinzu.

Häufig wird in dieser Situation die Müdigkeit mit Kaffee bekämpft. Der Genuß von Kaffee führt dazu, daß Vitamin B1 zerstört wird. Der oft noch zusätzlich in den Kaffee gegebene weiße Zucker ist ein weiterer Vitamin-B1-Räuber.

Alle Symptome der schon bestehenden Schwäche werden durch den Vitamin-B1-Mangel verstärkt: Das Denken wird unklarer, die gewohnte Entscheidungsfreudigkeit und positive Lebenseinstellung gehen verloren, es besteht kein lebendiges Interesse am Alltag mehr.

In dieser Situation wird dann zur Entspannung nicht selten Zuflucht bei Tranquilizern und/oder Alkohol gesucht. Der Betroffene wünscht sich jetzt nur noch Ruhe und Abstand, möchte vor allem und von allen in Ruhe gelassen werden und in keiner Weise irgendwie kämpfen müssen. Alkoholkonsum und Psychopharmaka verstärken auf längere Sicht – schon allein aufgrund ihrer biochemischen Auswirkungen – die wegen Vitamindefizit und Dauerstreß bereits bestehenden Symptome. Oft kommt auch noch eine Erkältung oder Grippe hinzu, es entwickelt sich eine ausgesprochene Infektanfälligkeit, die damit zusammenhängt, daß Immunsystem und Psyche sehr eng aneinander gekoppelt sind.

Die häufigen Infekte verstärken das Vitamindefizit, das Krankheitsgefühl und die schlechte Grundstimmung. Immer mehr entwickelt sich aus einer anfänglich wenig ernst genommenen Indisposition eine chronische und ernste Gesundheitsstörung. Chronischer körperlicher oder psychischer Streß steigert den Vitaminbedarf enorm, kann aber durch erhöhte Zufuhr vor allem von Vitamin C in seinen Negativwirkungen gemildert werden.

Die bisher genannten Faktoren – von der schlechten Vitaminversorgung älterer Menschen in Krankenhäusern bis zur Zunahme der allgemeinen Streßbelastung – tragen alle zu dem verbreiteten Vitaminmangel in der Bevölkerung bei. Dem müßte jedoch nicht so sein, wäre man nicht der Überzeugung, daß in den zivilisierten Ländern jede Form von Mangel ausgeschlossen ist. Ein Blick auf die Realität und eine Änderung der Einstellung könnten genügen, um Empfehlungen für eine notwendige höher dosierte Vitaminzufuhr die Türen zu öffnen.

Unsere Zivilisation – die beste aller Welten?

Um die Problematik des Vitaminmangels in unserer Wohlstandsgesellschaft zu verstehen, ist es wichtig zu bedenken, daß hier vor allem ein psychologisches Phänomen vorliegt.

Es ist eine zentrale Überzeugung im Wertesystem dieser Zivilisation, daß sie die beste aller Welten repräsentiert. Zumindest ist diese Überzeugung lange Zeit selbstverständliche Grundausrüstung vieler offizieller Stellen und der meisten individuellen Exponenten dieser Zivilisation gewesen, sei es nun auf dem Gebiet der Wissenschaft, Religion, Technik oder wo auch immer. Diese Überzeugung befähigte sie, mit ungebrochenem Selbstverständnis und bestem Gewissen die Natur und andere Völker auszuplündern und mit ihren »Segnungen« zu versehen, so daß in der Folge auch dort, wo vorher ungestörte Naturzusammenhänge den vielleicht holprigen, aber immerhin vorhandenen zyklischen Fluß der Lebensenergie garantierten, alles plötzlich nur noch mit Maschinen, Kunstdünger und Coca-Cola funktionieren konnte. Denn das Schlüsselwort für die Krankheitsursache dieser Zivilisation heißt »Trennung vom Natürlichen« und damit »unnatürlich«

51

oder sogar »naturwidrig«. Das kann jeder beobachten, denn überall dort, wo sich diese Zivilisation ausbreitet, geht die Natur zugrunde.

Die meisten Produkte können nicht in die natürlichen Kreisläufe eingespeist werden, wirken auf diese vielmehr als Gift und bringen sie zum Erliegen. Der überwiegende Anteil der Erzeugnisse dieser dekadenten Zivilisation dient keinem hochwertigen Zweck und kann weder in positive Resonanz mit der übrigen Schöpfung treten, noch trägt er zur geistigen, seelischen und körperlichen Gesundheit der Menschen bei. Der bisher unerkannte Vitaminmangelzustand eines großen Teils der Bevölkerung ist nur der unvermeidliche Ausdruck dieser innerlichen Verarmung in der äußeren körperlichen Welt. Und hier liegt das Grunddilemma. Viele Repräsentanten unserer Gesellschaft erkennen nicht oder wollen nicht erkennen, daß diese Zivilisation eine äußerliche Scheinperfektion ohne inneren Reichtum geschaffen hat. Zuviel Show, zuwenig Inhalt – so könnte man diesen inneren Widerspruch zusammenfassen.

Das trifft auch auf die Nahrungsmittel zu: Noch nie sahen sie so schön aus wie heute, und noch nie war so wenig dahinter.

Der glänzende wurmfreie Apfel, das appetitlich rot und frisch angebotene Fleisch, der schöne Kuchen, der sich wochenlang hält und nie verschimmelt, sie enthalten weder ausreichend Lebensenergie noch Vitamine, dafür aber jede Menge Chemie. Das führt dazu, daß immer mehr Menschen unter Vitaminmangel leiden, und das, obwohl sie oft eher überernährt als unterernährt aussehen.

Diesen unnatürlichen Verhältnissen müssen wir etwas entgegensetzen. Da unsere Nahrung nicht genügend Vitamine enthält, empfiehlt es sich, zusätzlich künstlich hergestellte Vitamine zu sich zu nehmen. Um jedem Mißverständnis vorzubeugen: Ich halte das nicht für erstrebenswert und fände es viel besser, wenn man auf dieses »Zubrot« verzichten könnte. Doch aufgrund der schlechten Qualität der Lebensmittel sowie der hohen Umweltbelastungen sollte man auf diese Art der Vitaminzufuhr nicht mehr verzichten.

Die Qualität unserer Lebensmittel

Wenn wir unter den gegenwärtigen Bedingungen gesund bleiben wollen, müssen wir unseren Organismus weit mehr unterstützen, als wenn wir in einer natürlichen Umgebung leben würden. Er braucht neben Vitamin C als Streßvitamin auch Magnesium und Pantothensäure, zwei weitere Antistreßmittel par excellence; er braucht mehr Vitamin E und mehr Betacarotin, um den Radikalenansturm abzuwehren; er braucht mehr von dem Spurenelement Selen, ohne das für den Zellschutz wichtige enzymatische Prozesse im Stoffwechsel nicht ablaufen – er muß in hohem Maße gesund ernährt werden, das heißt vor allem vitamin- und nährstoffreich.

Denaturierte Nahrung enthält weniger Vitamine

Wer jetzt zum Obst als Vitaminlieferanten greift, hat gute Chancen, daß der importierte Apfel oder die Banane radioaktiv bestrahlt ist, ein Vorgang, der besonders die Vitamine A, E, B1 und C vermindert. Das Verhindern der Überreife durch Bestrahlung ist zwar in der Bundesrepublik verboten, aber in den Niederlanden, Belgien, Italien und Frankreich erlaubt. Bestrahlte Lebensmittel dürfen zwar offiziell nicht importiert werden, aber da es praktisch unmöglich ist, die Bestrahlung nachzuweisen, ist es eben doch gut möglich, daß wir solche Produkte essen.

Wir können nicht davon ausgehen, daß unsere Nahrungsmittel immer die Vitaminwerte erreichen, die in den Nährwerttabellen stehen. Im Einzelfall kann der Vitamingehalt eines Nahrungsmittels nahe bei Null liegen, obwohl es als vitaminreich gilt. Der Vitamingehalt eines Lebensmittels hängt ab von dem

Boden, auf dem es gewachsen ist, von Erntezeitpunkt, Lager-
dauer, Konservierungsverfahren, Zubereitung etc. So verliert
ein frisch vom Baum gepflückter Apfel durch die Transportket-
te zum Käufer bis zu 80% seines ursprünglichen Vitamin-C-
Gehaltes. Gerade Obst wird zunehmend grün oder halbreif geerntet und künstlich nachgereift, was den Vitamingehalt stark
beeinträchtigt.

Die Tabelle zeigt, wie die verschiedenen Vitamine auf Faktoren wie Luftsauerstoff, Licht, Hitze und Wasser reagieren:

	Sauerstoff	Licht	Hitze	Verluste beim Kochen
Vitamin A	▨	▨		10 – 30 %
Vitamin D	▨			gering
Vitamin E	▨	▨		50 %
Vitamin K		▨		gering
Vitamin B$_1$			▨	30 – 50 %
Vitamin B$_2$		▨		0 – 50 %
Vitamin B$_6$		▨		20 %
Vitamin B$_{12}$	▨			20 – 80 %
Folsäure			▨	0 – 90 %
Biotin				0 – 70 %
Niacin				0 – 30 %
Pantothensäure			▨	0 – 45 %
Vitamin C	▨	▨	▨	20 – 80 %

▦ = besonders labil, ▨ = labil, □ = beständig

Quelle: AID-Verbraucherdienst: Vitamine und Mineralstoffe. Bonn 1993.

Der Vitaminmangel ist angesichts des durchschnittlichen europäischen Ernährungsverhaltens durch weitere Faktoren bedingt:

Die Verwendung von sogenanntem Convenience-Food, also industriell zubereitetem Essen aus dem Aufreißpaket oder der Dose, liefert uns kaum Vitamine. Gleichzeitig wird unser Körper mit chemischen Substanzen (Konservierungsstoffe, Geschmacksverstärker etc.) überschwemmt, die sowohl seine Allergieneigung verstärken, als auch seine Vitaminreserven aufbrauchen helfen.

Die Haltbarkeit und das frische Aussehen von Wurstwaren wird zum Beispiel durch die Behandlung mit Nitritverbindungen verbessert. Diese werden im Körper zu Nitrosamin abgebaut, einer krebserzeugenden Substanz, die hauptsächlich mittels Vitamin C entschärft werden kann. Auch die Wursthaut ist nicht ohne: Aluminiumsulfat, Glycerin, Glyoxal, Benzoesäure, PHB-Ester, Sulfite und noch viele weitere bedenkliche Stoffe sind darin zu finden.[8]

Allein infolge des Übergangs zu Weißmehlprodukten ist die Vitamin-B-Aufnahme in Deutschland von zuvor 4 mg täglich auf 1 mg gesunken.[9] Ähnliche Beispiele gibt es für andere Vitamine.

Durch Alkohol, Nikotin, Kaffee, chininhaltige Limonaden und weißen Zucker werden die Vitamine der B-Gruppe, Vitamin C und E, Vitamin K und Folsäure vermindert.

Nahrungsmittel verlieren beim Kochen in gechlortem Leitungswasser (und unser Leitungswasser ist zum großen Teil leider gechlort) doppelt soviel Vitamin C wie in normalem Wasser.

Unter den gegebenen Lebensbedingungen führt eine nur vordergründig natürliche Ernährung uns mehr Gift und weniger Vitamine zu, als uns zum Beispiel die Werbung glauben machen möchte. Um die Schadstoffe aus der Nahrung wieder loszuwerden, brauchen wir aber gerade mehr Vitamine und nicht weniger, vor allem mehr antioxidative Vitamine, da sie zu den wichtigsten Entgiftungsmechanismen des Körpers gehören.

Wie ist es um die Qualität unserer Nahrungsmittel bestellt, zum Beispiel bei Getreide, Fleisch, Eiern und Fisch?

Brot und Getreideerzeugnisse

Wie sieht es mit Brot und Getreideerzeugnissen allgemein aus – seit Jahrhunderten unsere wichtigsten Nahrungsgrundlagen?

Das Saatgut wird zuerst einmal mit Hexapräparaten (zur Desinfektion) und Quecksilbersaatbeizmitteln geimpft. Falls es nicht gleich verbraucht wird, kommt es zur Lagerung in Silos, die mit Nitrogasen durchlüftet werden. Neuerdings bläst man in diese Speichersilos Nikotingase, sowie andere Stoffe zur Herabsetzung der Keimfähigkeit und zur Mottenbekämpfung. Damit ist die Schädigung des Enzymsystems der Verbraucher vorprogrammiert. Diese Saatbeizen sind jedoch völlig überflüssig: Im biologischen Anbau kommt man völlig ohne sie aus. Durch trockene Lagerung und regelmäßiges Umschichten kann Saatgetreide vor Schimmel und auch vor Schädlingsbefall geschützt werden.

Nach dem Aussäen geht es gleich mit der nächsten Behandlung weiter. Da man seit 1974 kein DDT mehr gegen Schädlinge spritzen darf, greift man nun zu den neuen Produkten der chemischen Industrie, den sogenannten phosphororganischen Mitteln. Nach der Produktwerbung zersetzen sich diese Mittel unmittelbar nach ihrer gewollten Wirkung in ungiftige Abbauprodukte. In Wirklichkeit erweisen sich die Abbauprodukte aber um ein vielfaches schädlicher als die Ausgangsverbindungen.

Nach der Bekämpfung der Schädlinge geht darum, die Halme nicht dem natürlichen Wachstum zu überlassen. Dadurch könnten sie unterschiedlich lang werden, und das wäre ungünstig für die maschinelle Ernte mit dem Mähdrescher. Also gibt es Präparate, die das Halmwachstum begrenzen und dafür sorgen, daß die Halme nicht unter der Last der durch Züchtung übergewichtigen Ähren abknicken. Diese Präparate stehen dem DDT in ihrer Gefährlichkeit nicht nach, da sie beim Menschen die Zellatmung und die Nervenzellen schädigen.[10]

Dazu kommt noch die industrielle Verarbeitung des Getreides, bevor das appetitlich weiße Mehl beim Verbraucher landet. Die giftige Mehlbleiche mit Novadelox ist erst seit kurzer Zeit verboten, aber durch das Ausmahlen des Getreides sinkt der Vitamingehalt an B1, B6, Nikotinsäure und Vitamin E fast bis auf Null ab.[11]

Sobald das »schöne« weiße Mehl hergestellt ist, schaltet sich die Backindustrie ein. Damit sich alles gut hält und gut schmeckt, produziert sie die vorgefertigten Backmischungen, in denen Treibmittel, Steifmacher, Konservierungsstoffe und Farbstoffe enthalten sind. Oft werden diese Backmischungen in Plastiktüten verpackt, die jedoch den Plastikweichmacher PCB enthalten, der in die Nahrung diffundiert und dann Milz, Leber, Niere, Nebenniere und Magen schädigt.

Eier

Wer selbst backen will und zum Markenei greift, sollte wissen, daß der appetitliche Dotter mit einer Palette von etwa 15 Farbstoffen, die man dem Hühnerfutter beigibt, goldgelb gezaubert wurde. Den Hühnern wird noch wesentlich mehr angetan, damit sie viele Eier legen. Sie werden in Dunkelhaft in engen Maschenkäfigen gehalten, mit nächtlichen Lichtbestrahlungen daran gehindert, in Lethargie zu verfallen, und mit Östrogenen, Antibiotika, Psychopharmaka sowie Mitteln gegen Parasitenbefall »gesund« gehalten.

Aus den Eiern wird für die Teigwarenindustrie das sehr praktische und überzeugende Angebot der Eikonserve hergestellt. Dafür werden Eier aus Dänemark, Holland, Polen und Frankreich zusammengerührt, mit Borax, Salpeter und Kochsalz versetzt und weiter zu Nudeln und Konditoreiprodukten verarbeitet. Die Anhäufung dieser Konservierungsstoffe ist ausgesprochen schädlich. Aufgrund all dieser Faktoren ist es nicht ratsam, Hühnerfleisch oder Eier aus Käfighaltung zu verzehren.

Fleisch

Obwohl die Medien immer wieder auf Mißstände in der Fleischproduktion hinweisen, wird sich in diesem Bereich nicht so schnell etwas ändern, da die Profitinteressen zu groß sind. Jede profitorientierte Massentierhaltung verwandelt am Ende den Tierstall alter Prägung in eine Intensiv- und Quaratänestation, in der die Tiere nur durch den wachsenden Einsatz von Medikamenten vor dem Hinsiechen und Wegsterben »gerettet« werden können. In der Massentierhaltung wird den Tieren so wenig Raum und Bewegungsmöglichkeit geboten, daß sich ihr Immunsystem nicht entwickeln kann. Eine Legehenne, der gerade die Fläche einer 3/4-Schreibmaschinenseite gegönnt wird, hat wenig Widerstandsfähigkeit und braucht ständig Antibiotika. In den USA sind deshalb »Suppenhühner« nicht mehr käuflich.

Insgesamt wird mehr als die Hälfte der gesamten Antibiotikaproduktion ins Futter von Schlachttieren gemischt. Rinderwahnsinn, Hormondoping der Kälber, Schweinepest, Cortison und Betablocker für die gestreßten sensiblen Schweine, von denen auf dem Weg zum Schlachthof jedes Jahr 450 000 am Herzinfarkt krepieren, bevor der Metzger überhaupt das Messer ansetzt – das alles sind Tatsachen, mit denen wir täglich konfrontiert sind.

Am Ende der Nahrungskette stehen wir und nehmen die von

uns gesäten Gifte wieder auf. Jeder einzelne sollte sich also noch einmal überlegen, ob er mit seinem Fleischkonsum diese Art von Tierhaltung weiterhin unterstützen und letztlich sich selber damit schaden will.

Fisch

Wenn man nun nicht mehr zu Obst, Getreide oder Fleisch greifen mag, könnten doch vielleicht Fisch oder andere Meeresprodukte als Alternative in Frage kommen. Doch um hier nur ein Beispiel zu nennen: Aktuelle Untersuchungen zum Zustand der Fischpopulation in der Nordsee ergaben, daß zirka 25% aller Fischembryonen Fehlbildungen aufweisen!

Das allein dürfte schon reichen, um uns den Appetit auf Fisch, zumindest sofern er aus der Nordsee oder ähnlich belasteten Gewässern kommt, zu verderben.

Das alles sind nur wenige Beispiele für die Vergiftungen der Umwelt, von Tier und Mensch. Was kann man nun aber tun, um sich vor der schleichenden Vergiftung zu schützen, solange bis diese Mißstände beseitigt sind?

Praktische Empfehlungen

- Was man tun kann und unbedingt auch tun sollte, ist, in Bioläden und bei Biobauern einzukaufen, erstens, um möglichst unbelastete Ware zu erhalten, und zweitens, um diese Betriebe zu unterstützen. Man muß sich jedoch auch hier klar darüber sein, daß selbst die sorgfältigsten Biobetriebe nicht die Schadstoffbelastung der Luft, des Wassers, des Bodens und der Futterstoffe ausschließen können. Zum Beispiel hat Gras eine bestimmte Blei- und Quecksilberbelastung infolge der atmosphärischen Verschmutzung, die nichts mit Düngung oder unnatürlicher Bewirtschaftung zu tun hat.

- Es sind also dringend zusätzliche entgiftende Maßnahmen nötig. Hier stehen an vorderster Stelle die antioxidativ wirksamen Vitamine, die von der Natur vorgesehenen körpereigenen Entgiftungseinrichtungen.

  Es gibt angesichts unserer heutigen Lebensumstände gute Argumente für eine zusätzliche Einnahme von Vitaminen, wenn man seine Gesundheit und Leistungsfähigkeit erhalten möchte.Die Reihe der Gründe dafür reicht von der verminderten Nahrungsqualität, dem erhöhten durchschnittlichen Streßniveau für jeden Menschen in unserer Gesellschaft bis zum Vitaminentzug durch Medikamente, Genußgifte, Trinkwasser und allgemeine Umweltverschmutzung.

Alles bisher Gesagte betrifft aber hauptsächlich die Basisversorgung des normalen, durchschnittlich gesunden beziehungsweise noch gesunden Menschen. Wie sieht der Vitaminbedarf für kranke Menschen oder jene, die vorbeugend etwas tun möchten, aus? Wieviel Vitamine braucht man bei Arteriosklerose, gegen die Folgen der Umweltbelastung und der Gifte in der Nahrungskette, gegen Krebserkrankungen oder bei anderen Krankheiten?

Hohe Vitamindosierungen zur Vorbeugung und Behandlung von Krankheiten

Sind mit weitaus höheren Dosierungen der Vitamine E, C, A beziehungsweise Betacarotin positive Effekte auf die unterschiedlichsten Krankheiten zu erzielen? Zur endgültigen Klärung dieser durch Vorbefunde schon richtungweisend abgeklärten Frage laufen zur Zeit weltweit mehrere Studien.

Die bisherigen Ergebnisse ermutigen aber in jedem Fall schon jetzt zur vorbeugenden und therapeutischen Vitaminbehandlung bei Arteriosklerose, grauem Star, bei entzündlichen rheumatischen Erkrankungen, bei den verschiedensten Formen von Krebs, zur Verbesserung der Immunfunktionen insgesamt, bei der Wundbehandlung, zur dramatischen Verminderung der Sterblichkeit bei akuter Pankreatitis und bei vielen anderen Erkrankungen.

Die Empfehlungen der DGE – Pro und Contra

Die Empfehlungen der Deutschen Gesellschaft für Ernährung (DGE) für die Menge an Vitaminen, die ein Mensch täglich zu sich nehmen sollte, stellen die bis heute gültigen Richtwerte dar, an denen sich nicht nur das Gros der praktizierenden Allgemeinärzte orientiert. Auch in Krankenhäusern sind sie die Vorgabe für Vitamingaben bei Kranken und Genesenden. Im übrigen dienen diese Empfehlungen, wie schon mehrmals betont, ausschließlich zur Verhütung von Vitaminmangelzuständen bei einem gesunden Menschen, der in einer intakten Umwelt lebt.

Drei Beispiele, in denen Vitaminexperten zu Wort kommen,

spiegeln den Stand der DGE-Empfehlungen im Umfeld der heutigen Vitaminforschung.

Vorbeugung wird nicht berücksichtigt

Anläßlich eines Symposiums der Gesellschaft für Angewandte Vitaminforschung, das erst kürzlich stattgefunden hat, erklärte der Ernährungswissenschaftler Professor Dr. Klaus Pietrzik aus Bonn: »Unsere Kenntnis vom Vitaminbedarf von Kranken ist praktisch noch gleich null.«

Der Ernährungswissenschaftler vertritt ganz die Linie der in diesem Buch angebotenen Gedanken. Er moniert, daß die derzeitigen Empfehlungen der Deutschen Gesellschaft für Ernährung bezüglich der Vitaminzufuhr keine vorbeugenden Aspekte bezüglich Krankheiten berücksichtigen, sondern lediglich auf die Verhütung von Mangelzuständen ausgerichtet sind und sich allein auf gesunde Menschen beziehen.

Andererseits gibt es nach Dr. Pietrzik mittlerweile sehr deutliche Hinweise darauf, daß zum Beispiel durch die Vitamine C, E und/oder durch Betacarotin bestimmten Erkrankungen wie etwa dem Krebs oder der Arteriosklerose vorgebeugt werden kann.

Skepsis gegenüber Nährstoffpräparaten

Die DGE steht der zunehmenden Popularität von Nährstoffpräparaten – nach eigenen Worten – skeptisch gegenüber, da eine ausgewogene Ernährung die ausreichende Zufuhr von Mineralstoffen, Spurenelementen und Vitaminen gewährleiste. Die Dosierungsempfehlungen der DGE sind auf einen angenommenen »täglichen Vitaminbedarf« abgestimmt. Auf der anderen Seite stehen die Befürworter von Nährstoffpräparaten. Diese verstricken sich allerdings häufig in Widersprüche. So empfiehlt ein Vertreter der experimentellen Medizin die zusätzliche

63

Aufnahme von Vitaminen ausschließlich zur »Vorbeugung von Krankheiten« und sieht darin lediglich einen zusätzlichen Aspekt zu den Empfehlungen der DGE. Offensichtlich wird hier zwischen dem täglichen Vitaminbedarf und der Vitaminaufnahme zur Vorbeugung gegen Krankheiten unterschieden.

Nach meiner Einschätzung ist diese Unterscheidung ein reiner Schildbürgerstreich. Welchen Sinn und welche Berechtigung hat eine Empfehlung für den täglichen Vitaminbedarf, wenn sich dadurch nicht auch positive, vorbeugende Effekte für die Gesundheit ergeben?

Sind wir denn tatsächlich immer noch nicht so weit, daß wir Vorbeugung für wesentlicher ansehen als Behandlung? Man könnte einfach über die Dosierungsempfehlungen einiger Repräsentanten der alten Mangellehre lächeln, die man derzeit im Rahmen der Neuorientierung um die Vitamine immer wieder hört, wenn es nicht auch darum ginge, daß der Allgemeinheit dadurch möglicherweise sehr nützliche Informationen vorenthalten oder zumindest mit erheblicher Verzögerung präsentiert werden. Der mündige Mensch kann sich selbst ein Urteil bilden, wenn er nur die richtigen Informationen angeboten bekommt und darf daher keiner sachlich unbegründeten Angstmacherei ausgesetzt werden – daß etwa höhere Vitamindosierungen zu allen möglichen gefährlichen Nebenwirkungen führen (siehe S. 65–75).

Sind die Empfehlungen der DGE realistisch?

Im Rahmen eines Vitamin-Symposiums in Hamburg (1994) wurde einmal mehr deutlich, daß man künftig unter vorbeugenden Gesichtspunkten um eine Substitution mit weit höheren Dosierungen, als von der DGE empfohlen, nicht herumkommen wird. Vor allem die Verseuchung der Umwelt und die dadurch zunehmende Belastung der Nahrungskette ist mit ein Grund dafür, daß durch eine vitaminreiche Ernährung allein keine sinnvolle Krankheitsvorbeugung mehr betrieben werden kann.

So liegt zum Beispiel der Nitratgehalt von Salat und Gemüse bei 1500 bis 6000 Mikrogramm pro Kilogramm. Der hundertste Teil davon wird im Körper in karzinogene (krebserregende) Nitrosamine umgewandelt. Die einzige weithin praktikable Möglichkeit, sich davor zu schützen, besteht in der Zufuhr von Ascorbinsäure (Vitamin C). Diese Tatsachen, aber auch neue Erkenntnisse aus den USA, in denen mit sehr viel höheren Dosierungen gearbeitet wird, sind in den Dosierungshinweisen der DGE nur unzureichend berücksichtigt. Die Richtwerte der DGE sind besonders für Risikogruppen wie zum Beispiel ältere Menschen, Raucher, Alkoholiker, Personen mit Stoffwechselerkrankungen, besonders Umweltbelastete und Hochleistungssportler viel zu niedrig angesetzt (siehe S. 38–51).

Diese Menschen müssen andere Dosierungen zu sich nehmen. Bei den folgenden Empfehlungen stütze ich mich auf die Erkenntnisse Dr. Gerhard Ohlenschlägers. Als sichere Dosis bei einer Dauereinnahme sind 7,5 mg Vitamin A, 25 – 350 mg Vitamin D oder bis zu 5 g Vitamin C zulässig. Als Schutz vor oxidativem Streß, der ebenfalls aus der Umweltbelastung resultiert, empfehle ich Vitamin E als Antioxidans schlechthin, in einer Dosierung von 300 – 500 mg täglich. Das ist immerhin rund das 30 – 40fache der DGE-Empfehlung von täglich 12 mg Vitamin E.

Nebenwirkungen bei hochdosierter Vitamineinnahme?

Kann eine über die DGE-Empfehlungen hinausgehende Vitaminprophylaxe eventuell gefährliche Nebenwirkungen haben? Die Dosierungsfrage ist zwar noch längst nicht eindeutig und abschließend geklärt, es hat sich jedoch gezeigt, daß sämtliche Einwände gegen eine hochdosierte Vitamineinnahme vollkommen haltlos sind und die antioxidative Vitaminprophylaxe, die hochdosierte, vorbeugende Einnahme von Vitamin E, Betacarotin und Vitamin C, risikofrei ist.

Vitamin E

Kann die tägliche Einnahme größerer Mengen von Vitamin E zu Nebenwirkungen führen?

Hohe Vitamin-E-Gaben bei Tieren
In Tierversuchen mit Fröschen, Ratten, Kaninchen und Affen wurden nach der Gabe von Einzeldosen bis 200 mg Vitamin E/kg Körpergewicht keinerlei schädigende Effekte beobachtet. Auch wesentlich höhere Dosierungen von 2000 mg/kg bei Kaninchen, 5000 mg/kg bei Ratten und 50000 mg/kg bei Mäusen zeigten keinerlei nachteilige Wirkung.

Die Mutagenität (Einfluß auf die Chromosomen) von Vitamin E wurde in den Lymphozyten von Fruchtfliegen und in menschlichen Lymphozyten gemessen. Die Ergebnisse zeigten, daß Vitamin E keine negativen Auswirkungen auf die Mutationsrate hat – weder bei den Tieren noch beim Menschen. In der Tat führt Vitamin E sogar zu einer statistisch auffälligen Abnahme der Mutationen in den Folgegenerationen bestrahlter weiblicher Fliegen.[12]

Hohe Vitamin-E-Gaben beim Menschen
Beim Menschen gilt es zunächst, die Symptome zu bewerten, die einem Vitamin-E-Mangel oder einer Vitamin-E-Vergiftung zugeschrieben werden. Hierbei ist es notwendig, zwischen einzelnen Beobachtungen und sorgfältig geplanten und durchgeführten wissenschaftlichen Studien zu unterscheiden.

Es gibt eine Reihe von Artikeln in der wissenschaftlichen und medizinischen Literatur, die Vergiftungsanzeichen auf die Einnahme mittlerer oder hoher Dosen Vitamin E zurückführen. Warnungen vor den Risiken, die angeblich mit der Einnahme von hohen Dosierungen von Vitamin E verbunden sind, findet man beispielsweise auch in einem Leserbrief des ›Journal of the American Medical Association‹, in dem der amerikanische Autor H. Roberts seine unüberprüften Beobachtungen zum besten gibt. Fast zwanzig ernste Gesundheitsstörungen schreibt er der Einnahme von hohen Dosen Vitamin E zu, zum Beispiel Venenentzündung, Bluthochdruck, Schilddrüsenstörungen, Blutfetterhöhung, Hormonschwankungen, verzögerte Wundheilung, Schwindel, Darmkrämpfe und andere. In kontrollierten Studien konnte jedoch keine einzige dieser ernsten Störungen bestätigt werden.

> Eine detaillierte Analyse aller Literaturberichte und Studien ergibt keinerlei Unterstützung für die Behauptung, daß die Einnahme mittlerer oder hoher Dosen Vitamin E zu einer breiten Palette von Nebenwirkungen führen kann.

Praktische Dosierungsempfehlungen

Nach dem heutigen Stand der Forschung ist es schwierig, eine exakte Dosierungsempfehlung auszusprechen. Selbst Wissenschaftler, die eine hochdosierte Einnahme von Vitamin E befürworten, scheinen sich in ihren Empfehlungen zu widersprechen. Dies tut der Forderung nach einer insgesamt erhöhten Vitamin-E-Einnahme keinen Abbruch, enttäuscht jedoch die Erwartung derer, die sich rezeptmäßig genaue Angaben erhoffen.

Eine Dosierungsempfehlung hängt grundsätzlich davon ab, welches Ziel mit der Einnahme verfolgt wird: Mangelerscheinungen lassen sich mit sehr niedrigen Dosierungen vermeiden; für einen optimalen Antioxidansstatus benötigt man dagegen etwas höhere Dosen. Wer sich von Megadosierungen zusätzliche Gesundheitsverbesserungen erwartet, wird auch über die für den antioxidativen Grundschutz nötigen Mengen hinausgehen wollen.

• Die DGE empfiehlt zur Verhütung von Mangelerscheinungen 12 mg Vitamin E als tägliche Dosis. Diese Menge kann jedoch unter den gegenwärtigen Lebensumständen keinen zuverlässigen Schutz vor oxidativem Streß gewährleisten.

- Vitamin-E-Dosierungen von 100 bis 300 mg täglich sind gut verträglich und haben keine Nebenwirkungen. Dosierungen bis 400 mg täglich fallen vermutlich auch in diese Kategorie. Diese Dosierungen sichern den antioxidativen Grundschutz, vor allem für diejenigen, die sich zu einer oder zu mehreren der genannten Risikogruppen rechnen (siehe S. 38–51).

- Bei Untersuchungen, in denen 500 bis 2 000 mg täglich verabreicht wurden, konnte man in den allermeisten Fällen auch keine Nebenwirkungen beobachten. Diese Dosierungen gelten für Menschen, die sich über den antioxidativen Grundschutz hinaus positive Wirkungen für ihre Gesundheit erwarten. Ihnen rate ich, ihre Befindlichkeit nach hochdosierter Vitamin-E-Einnahme genau zu beobachten, um so die Dosierung herauszufinden, die für sie in Frage kommt.

- Bei höheren Dosierungen bis zu 3200 mg täglich können einige Nebenwirkungen auftreten, die aber nicht als ernst bewertet werden.

- Lediglich bei Menschen mit niedrigen Vitamin-K-Werten können bereits bestehende Beeinträchtigungen der Blutgerinnungsfunktion durch hohe, oral verabreichte Vitamin-E-Dosen verstärkt werden. Diese Menschen sollten also Vitamin E nicht in höheren Dosierungen zu sich nehmen.

Betacarotin

Nach heutigem Wissensstand ist Betacarotin für den Menschen die wichtigste der etwa 550 bekannten Carotinverbindungen. Es wird im Dünndarm resorbiert und in den Schleimhautzellen in Vitamin A umgewandelt. Die Aufnahme ist von gleichzeitiger Fettzufuhr abhängig. Leber und Fettgewebe sind die Hauptspeicher für Betacarotin.

Praktische Dosierungsempfehlungen

- Die DGE empfiehlt für die tägliche Aufnahme 1 mg Betacarotin.
- Die durchschnittliche tägliche Betacarotinaufnahme in Mitteleuropa liegt zwischen 1,5 und 2 mg.
- Untersuchungen zeigen, daß Betacarotin auch bei langdauernden hochdosierten Gaben von 30 – 180 mg pro Tag keine Nebenwirkungen zeigt.[13] Im Rahmen einer weiteren Untersuchung testete man Betacarotin bei Dosierungen bis 300 mg. Auch hier wurden keine Nebenwirkungen festgestellt.

Da Betacarotin erst im Körper zu Vitamin A umgewandelt wird, und zwar nur in der Menge, die seiner Verträglichkeitsgrenze entspricht, besteht ein weiterer Schutz vor der Anhäufung etwaiger toxischer Konzentrationen im Organismus. Bei guter Versorgung mit Vitamin A wird wenig Betacarotin umgewandelt, bei schlechter Versorgung entsprechend mehr. Aus diesem Grund wird allgemein für die Vitamin-A-Therapie die Zufuhr seiner Vorstufe (Betacarotin) empfohlen. Die angegebene Unbedenklichkeit hinsichtlich hoher Dosierungen bezieht sich also nur auf die Einnahme von Betacarotin, nicht auf Vitamin A selbst! Dieses kann sich wegen seiner Fettlöslichkeit im Körper anreichern und bei erhöhter Zufuhr zu toxischen Reaktionen führen.

Vitamin C

Vitamin C ist das bekannteste Vitamin und im Hinblick auf hohe Dosierungen am längsten erforscht. Heute ist seine Wirkung bei der Bekämpfung von Erkältungskrankheiten und Grippe weithin anerkannt. Aber der große gesundheitliche Wert sehr viel höherer Dosen in einer Größenordnung von 200 g pro Tag und mehr ist noch immer nicht Bestandteil der konventionellen medizinischen Praxis geworden.

Praktische Dosierungsempfehlungen

Seit immer mehr Fakten über Vitamin C bekannt werden, wird die Debatte darüber, wieviel der Mensch davon braucht, um gesund zu bleiben, immer hitziger. Die geringen Mengen, die nötig sind, um Skorbut zu verhindern, reichen jedenfalls nicht aus, um die mehr als 300 enzymatischen Prozesse optimal in Gang zu halten, an denen Vitamin C beteiligt ist.

- Um Skorbut zu verhindern, genügt bei den meisten Menschen schon eine tägliche Dosis von 10 mg. 60 mg reichen aus, um ihn zu heilen und zusätzlich so viel Reserven anzulegen, daß auch dann kein Skorbut auftritt, wenn vier bis sechs Wochen kein Vitamin C mehr aufgenommen wird. In den meisten Ländern liegen die offiziellen Empfehlungen zur Vitamin-C-Aufnahme um diesen Wert.
- Die DGE empfiehlt als tägliche Dosis 75 mg Vitamin C.
- Bei längeren Krankenhausaufenthalten, beispielsweise wegen Infektionskrankheiten, chirurgischen Eingriffen, nach Chemotherapie oder wenn man auf der Intensivstation liegen muß, ist eine hohe Vitamin-C-Zufuhr unumgänglich. Man kann in diesen Fällen von einem täglichen Bedarf von 15 – 30 g ausgehen, und das ist eher niedrig geschätzt. Der amerikanische Chirurg und Vitamin-C-Forscher Cathcart setzt bei größeren Verletzungen und nach Operationen den minimalen täglichen Vitamin-C-Bedarf bei 25 g an und substituiert täglich bis zu 150 g (siehe S. 71 ff.). Diese hohen Dosierungen müssen intravenös verabreicht werden.

Krank durch hohe Vitamin-C-Gaben?

Der Vorteil bei Vitamin C ist, daß es im Körper nicht kumuliert, d.h. nicht benötigtes Vitamin C wird ausgeschieden. Daher kann man eine toxische Grenze nahezu nicht angeben, lediglich eine dosisabhängige Unverträglichkeitsschwelle von seiten des Magen-Darm-Traktes, die jedoch durch eine langsame Dosissteigerung oder durch Einnahme von gepuffertem Vitamin C vermieden werden kann.

Die häufigsten Nebenwirkungen, die ab einer bestimmten

Einnahmehöhe anfänglich mit großer Wahrscheinlichkeit auftreten, sind Magen-Darm-Symptome in Form von Durchfällen und Krämpfen. Sie hängen mit lokalen Reizzuständen infolge der Säurewirkung zusammen. Nach dem Pionier der orthomolekularen Medizin, Dr. Lothar Burgerstein, sollte man folgendermaßen verfahren:

Man beginnt mit der Einnahme eines halben Mokkalöffels (zirka 0,5 g) nach dem Frühstück, Mittag- und Abendessen, oder stattdessen mit je einer 500 mg-Kapsel Vitamin C. Diese Dosis steigert man dann auf einen gestrichenen Mokkalöffel (zwei Kapseln) Vitamin C, so daß die tägliche Einnahme insgesamt 3 g beträgt. Das tägliche Quantum in Pulverform erhöht man schrittweise weiter bis zur Grenze der Darmverträglichkeit (bis Durchfälle auftreten) und setzt dann die Dosis 1 g unterhalb der Durchfallgrenze fest. Gerade bei der Einnahme von großen Dosen Vitamin C, zum Beispiel 10 g täglich über längere Zeiträume, muß man darauf achten, daß der Stuhl normal bleibt und nicht zu dünn wird.

Die Einnahme größerer Mengen des Vitamins hat bei den meisten gesunden Menschen zwar keine abführende Wirkung, verursacht jedoch ab einer Dosis von 1 – 4 g weiche Stühle. Verteilt man das Vitamin auf vier tägliche Gaben, liegt nach Cathcarts Schätzungen die Darmverträglichkeit bei 4 – 15 g täglich. (Der Vitamin-Pionier behandelte zwischen 1971 und 1981 über 9000 Patienten mit Megadosierungen.) Cathcarts bemerkenswerte Beobachtung ist, daß kranke Menschen eine sehr viel bessere Darmverträglichkeit von Vitamin C aufweisen und daß die Einnahme von bis zu 200 g am Tag bei manchen Patienten keine abführende Nebenwirkung hervorruft. Ebenso auffällig ist, daß manche Patienten, zum Beispiel solche mit bakteriellen Infektionen, einer Mononucleose (Pfeiffer-Drüsenfieber), einer Viruspneumonie (Lungenentzündung) oder Candidabefall (Pilzerkrankung), 200 g Vitamin C täglich einnehmen können. Wenn sie jedoch beginnen, sich zu erholen, sinkt auch die darmverträgliche Menge, und sie müssen die Dosis reduzieren.

Cathcart weist darauf hin, daß die Behandlung mit Vitamin C unwirksam sein kann, wenn die Dosis nicht nahe genug an der darmverträglichen Grenze liegt. Nur von der gerade noch darmverträglichen Menge kann also eine Wirksamkeit erwartet werden. Als Beispiel nennt der Wissenschaftler die »100-Gramm-Erkältung«. Hierbei handelt es sich um eine starke Erkältung, bei der die darmverträgliche Tagesdosis auf 100 g angestiegen ist. Die Bekämpfung einer solchen schweren Erkältung gelingt nur durch diese hohe Dosis, wohingegen Gaben im Bereich um 1 – 2 g diesbezüglich kaum etwas nützen. Die Krankheit scheint diese große Vitaminmenge aufzubrauchen. Cathcart bezeichnet diese Dosis darum als »Verbrennungsquote«. Sie hat hinsichtlich des allgemeinen Gesundheitszustands einen praktischen Wert: Hat ein Mensch nämlich eine darmverträgliche Verbrennungsquote von 25 – 30 g, dann kann man sicher sein, daß gesundheitlich etwas bei ihm nicht in Ordnung ist, und eine gründliche Diagnose sollte erfolgen.

In der folgenden Tabelle sind die durchschnittlichen darmverträglichen Dosen für verschiedene Krankheiten angegeben:

Krankheit	Gramm/24h	Anzahl Dosen/24h
Gesunde	4-15	4
Angst, körperliche	15-25	4-6
Arthritis, rheumatoide	15-100	4-15
Asthma	15-50	4-8
Candida Infektionen	15-200	6-25
Coxsackie-Exanthem	100-150	8-20
Echo-Virusinfektion	100-150	8-20
Erkältung, leichte	30-60	6-10
Erkältung, schwere	60-100	8-15
Hepatitis, infektiöse	30-100	6-15
Heuschnupfen	15-50	4-8
Infektionen, bakterielle	30-200	10-25
Influenza (Grippe)	100-150	8-20
Krebs	15-100	4-15

Krankheit	Gramm/24h	Anzahl Dosen/24h
Lungeninfektion (Virus-Pneumonie)	100-200	12-25
Operationen	25-150	6-20
Pfeiffer-Drüsenfieber (Mononukleose, infektiöse)	150-200	8-20
Reiter Krankheit	15-60	4-10
Spondylitis ankylosans (Erkrankung der Wirbelsäule)	15-100	4-15
Umwelt- u. Nahrungsmittelallergie	0,5-50	4-8
Uveitis anterior, akute (Augenentzündung)	30-100	4-15
Verbrennungen	25-150	6-20
Verletzungen (kleinere bis große Wunden)	25-150	6-20

nach R.F. Cathcart: Medical Hypotheses 7 (1981).

Negative Wechselwirkung mit Vitamin B1

Da Vitamin C eine negative Wechselwirkung mit B1 hat, sollten diese beiden nicht zusammen eingenommen werden.

Bilden sich vermehrt Nierensteine?

Da nicht benötigtes Vitamin C zum großen Teil über die Nieren ausgeschieden wird, hört man oft, es könne in den Harnwegen Kristalle bilden und die Entstehung von Nierensteinen fördern. Untersuchungen widerlegen diese Behauptungen jedoch. Zwar erhöht Vitamin C in hohen Dosierungen die Oxalatausscheidung geringfügig (weist in der Regel auf Oxalatsteine in der Niere hin), Versuche mit Freiwilligen, denen man bis zu 10 g Vitamin C pro Tag verabreichte, ergaben jedoch, daß das Risiko einer Nierensteinbildung durch diese Vitamin-C-Zufuhr nicht besteht. Die Versuchspersonen waren teils völlig gesund, teils hatten sie schon einmal Nierensteine gehabt.

Eine weitere Untersuchung zeigte, daß bei Gaben von 4 g

Vitamin C täglich über mehrere Monate keine Nierensteinbildung festgestellt werden konnte.[14]

Man weiß, daß sich die häufigeren Kalziumoxalat-Nierensteine in saurem Urin bilden und die selteneren Kalziumphosphat-Nierensteine in alkalischem. Mit Ascorbinsäure kann man den Urin ansäuern und damit sogar gegen die Bildung von Kalziumphosphat-Steinen vorgehen. Die Bildung von Kalziumoxalat-Steinen kann man dagegen mit Natriumascorbat verhindern, das in Apotheken erhältlich ist. Auch die Vitamin-C-Experten F. R. Klenner und Linus Pauling bestätigen, daß die Behauptung, Vitamin C rege die Bildung von Nierensteinen an, nie bewiesen werden konnte.

Bereits 1951 beklagte sich Klenner darüber, daß viele Ärzte sich weigerten, Vitamin C in den empfohlenen Mengen anzuwenden, und zwar nur, weil diese Behandlungsweise ihren vorgefaßten Meinungen über das, was vernünftig sei, widerspreche. Und er bemerkte weiter: »Aber sie weigern sich nicht, irgendein neues Präparat zu erproben, das von einer rührigen Pharmafirma angepriesen wird.«

Linus Pauling kommentierte dazu 1983: »Mein eigener Eindruck ist, daß diese Situation sich in den 32 Jahren, seit Klenner diese Beobachtungen gemacht hat, wenig verändert hat. Viele Ärzte machen sich darüber lustig, daß Vitamin C in hohen oder sehr hohen Dosen zur Beherrschung von Krankheit einen Wert haben soll, und diese Haltung scheint ihre vorgefaßten Meinungen und ihre Ignoranz widerzuspiegeln.«[15]

Wird aufgenommenes Vitamin B12 zerstört?
Für die Befürchtung, Vitamin C könne in höheren Dosierungen mit der Nahrung aufgenommenes Vitamin B12 zerstören, lassen sich ebenfalls keinerlei Beweise finden.

Wird die Erbsubstanz beeinträchtigt?
Vermutungen über eine mögliche fördernde Wirkung von Vitamin C auf Mutationen, also Veränderungen an den Chromosomen der Erbsubstanz, konnten ebenfalls nicht bestätigt werden.

Verfälschungen von Urintests

Aufpassen muß man bei der Vitamin-C-Einnahme lediglich, wenn der Arzt im Urin einen positiven Zuckerbefund konstatieren sollte. Die üblichen Urintests für Zucker reagieren nämlich auf die Ascorbinsäure im Urin, so daß die Zuckerprobe fälschlicherweise positiv ausfallen kann. Es gibt deshalb auch schon viele Stäbchentests mit einem Feld für Vitamin C. Diese kann man gut zur Überwachung des eigenen Vitamin-C-Status benutzen: Wenn das Feld anspricht, besteht keine Gefahr für einen Vitamin-C-Mangel. Wenn es nicht anspricht, kann man unbedenklich substituieren.

Obwohl Vitamin C nachweislich auch bei Megadosierungen ungefährlich ist, sind Skeptiker, die sich weigern, therapeutische Versuche auch nur im Grammbereich mit diesem Vitamin zu machen, auf der anderen Seite bereit, bei relativ geringfügigen Infektionen grammweise Antibiotika zu verordnen. Sie sind ebenso selbstverständlich bereit, nachweislich toxische Substanzen wie Zytostatika zu verabreichen oder Amalgamfüllungen zu implantieren, sie verpflanzen Herzen und Nieren und geben Präparate, die zwar Abstoßungsreaktionen verhindern, aber dafür Krebs fördern. Das ängstliche Festhalten am alten Wissen verhindert somit unnötigerweise das neue Wissen.

In der Literatur sind keine Erkrankungen genannt, die auf die Einnahme hoher Dosierungen von Vitamin C zurückzuführen sind. Vitamin C nimmt diesbezüglich eine Sonderstellung unter den Vitaminen ein. Doch auch für die meisten der anderen Vitamine gilt, daß wesentlich höhere Dosierungen als bisher üblich risikolos sind und ihre gesundheitsfördernden Eigenschaften mehr und mehr erkannt werden.

Natürliche oder synthetische Vitamine?

Im Zusammenhang mit einer hochdosierten Vitamineinnahme muß man sich überlegen, ob man eher natürlichen oder synthetischen, also künstlich hergestellten Vitaminen den Vorzug geben sollte, und welche Einnahmeform die günstigste ist.

Vitamin B1   *synthet., als Benfotiamin*

Vitamin B1 oder Thiamin ist notwendig für die Verhinderung der Mangelkrankheit Beriberi (siehe S. 30 f.). Das wasserlösliche Vitamin B1 kann man zwar in isolierter Form als Tablette schlucken, der Körper kann jedoch nur etwa 2 – 3% davon resorbieren. Daher war in der Vergangenheit für eine hochdosierte und schnell wirksame Gabe meistens eine Injektion nötig. In Ländern wie Japan, in denen Reis traditionell einen Hauptnahrungsbestandteil darstellt, wurde intensiv nach verbesserten Formen einer Vitamin-B1-Zufuhr geforscht. Die Probleme mit Beriberi waren in Japan 1925 noch so groß, daß 25 000 Menschen daran starben. 1952 entdeckten die beiden Japaner Fujiwara und Watanabe schließlich eine neue Klasse von fettlöslichen Thiaminverbindungen, als sie eine alkalische Vitamin-B1-Lösung mit einem Extrakt aus Knoblauch erhitzten und auf diese Weise die sogenannten Allithiamine erhielten. Diese sind biologisch voll wirksam, werden zehnmal besser aus dem Darm resorbiert und 130mal besser in das im Körper wirksame Thiamin-Diphosphat-Coenzym der roten Blutkörperchen umgewandelt. Dieser Stoff bekam den Namen Benfotiamin. Es handelt sich also bei diesem künstlich hergestellten Stoff eindeutig um eine Verbesserung gegenüber dem ursprünglichen Thiamin.

Vitamin E

Wie sieht es beim Vitamin E aus? Zunächst muß man wissen, daß es Vitamin E als solches nicht gibt. Vitamin E ist vielmehr der Oberbegriff für alle biologisch aktiven »Tocopherole« und »Tocotrienole«, die zusammen die Vitamin-E-Aktivität ausmachen. Es existieren eine Reihe solcher Verbindungen, die alle ihre eigene charakteristische Chemie haben. Die biologisch aktivste Form ist das alpha-Tocopherol oder alpha-TOH. Alpha-Tocopherol kann in acht verschiedenen sogenannten stereoisomeren Formen auftreten. Wird Vitamin E synthetisch hergestellt, besteht es aus einer Mischung aller acht möglichen Varianten und enthält nur zu etwa 12,5% naturidentisches alpha-Tocopherol. Natürliches Vitamin E wird zudem im Blut doppelt so effizient zurückgehalten wie synthetisches, obwohl beide Formen in gleicher Menge aus dem Darm resorbiert werden. Das offiziell akzeptierte Biopotenzverhältnis von natürlichem zu synthetischem Vitamin E ist 1,36, d. h., es ist um den Faktor 1,36 wirksamer. Nach neueren Versuchen müßte es jedoch wohl eher bei 2,0 liegen.

Ein solches Verhältnis bedeutet für die Praxis, daß man mit der halben Dosis des natürlichen Vitamin E die gleiche biologische Wirkung erzielen kann wie mit der doppelt so hohen Dosis eines synthetischen Vitamin-E-Präparates. Das Biopotenzverhältnis einiger anderer Vitamine ist ähnlich. So berichtet der Nobelpreisträger Szent-Györgyi, daß zum Beispiel die biologische Aktivität synthetisch hergestellten Biotins nur die Hälfte des natürlichen beträgt. Dieses Vitamin ist sehr wichtig und sehr teuer, weshalb die gängigen Vitamin-Supplemente oft nur pro forma geringfügige Mengen enthalten.

Vitamin C

Wie verhält es sich beim Vitamin C? Soll man dem natürlichen Vitamin gegenüber dem snythetisch hergestellten den Vorzug geben?

77

Hier geht es zunächst auch um die Frage der beabsichtigten Einnahmedosis, denn wenn man, wie Linus Pauling empfiehlt, täglich 10 g einnehmen will, dann kann man dies mit natürlichem Vitamin C in Form von Früchten und Gemüsen nicht schaffen. Wichtig ist in diesem Zusammenhang auch, daß selbst das sogenannte künstliche Vitamin C aus Mais, Gerste, Palmenmark oder anderem pflanzlichen Rohmaterial gewonnen wird. Es wird also nicht, wie etwa PCB oder Nylon völlig synthetisch hergestellt, sondern industriell aus natürlichen Rohstoffen gelöst. Daher kommt es auch, daß jemand gegen ein Vitamin-C-Präparat eines bestimmten Herstellers allergisch reagieren kann, weil er zum Beispiel gegen den Ausgangsstoff Mais allergisch ist, auf ein anderes Präparat, das aus einem anderen Ausgangsstoff hergestellt wurde, jedoch nicht allergisch reagiert.

Seit kurzem gibt es auch eine in der Natur nicht vorhandene, künstlich erzeugte Form des Vitamin C, das Vitamin-C-Ester. Diese Form scheint gegenüber der unveränderten Ascorbinsäure einige Vorteile zu haben. Anders als die bisher gebräuchlichen Mineralascorbate ist diese patentierte Form von Vitamin C sehr fest mit Mineralien wie Kalzium, Magnesium, Zink, Natrium und Kalium verbunden und wird besser vom Körper aufgenommen. Vorläufige Befunde zeigen, daß Vitamin-C-Ester bei der Einnahme gleicher Mengen gegenüber der nicht veresterten Ascorbinsäure zu höheren Vitamin-C-Konzentrationen im Blut führt und auch länger im Körper bleibt.

Jonathan Wright stellte beispielsweise bei seinen Untersuchungen fest, daß bei Einnahme von Ester C gegenüber normalem Vitamin C die Vitamin-C-Werte in den weißen Blutkörperchen viermal so hoch waren. Aufgrund dieser Ergebnisse läßt sich auf eine verbesserte physiologische Wirksamkeit des Ester C gegenüber herkömmlichen Vitamin-C-Präparaten schließen.

Keineswegs sollten generelle Vorbehalte gegen die Einnahme von Vitaminen nicht natürlichen Ursprungs erhoben werden. Für einige Vitamine, wie zum Beispiel Thiamin und Ascorbinsäure, scheint zu gelten, daß chemisch leicht veränderte Formen wie das Benfotiamin und das Ester-C physiologische Vorteile gegenüber der Urform haben. Bei anderen empfiehlt sich dagegen die Aufnahme über Lebensmittel oder natürliche Präparate. So besitzt natürliches Vitamin E, wie das aus Weizenkeimen hergestellte, eine etwa doppelt so hohe Biopotenz wie die künstlich hergestellte Form. Eine generelle Skepsis gegenüber synthetischen Vitaminpräparaten ist, wie verschiedene Studien zeigen, jedenfalls ungerechtfertigt.

Dosierungsempfehlung für antioxidative Vitamine

Vitamine, vor allem die antioxidativen Vitamine, dienen, wie bereits erläutert, dem Erhalt der Gesundheit. Sie besitzen eine Vielfalt von Wirkungen, die den Organismus funktionstüchtig erhalten. Eine ausreichende Zufuhr von Vitaminen beugt nicht nur jeder Art von Erkrankung vor, sondern unterstützt den erkrankten Organismus auch bei seiner Gesundung. Wie hoch ist nun der tägliche Bedarf an antioxidativen Vitaminen?

Bezüglich der Dosierung läßt sich zunächst folgende Faustregel aufstellen: Je höher der Organismus belastet ist (durch Streß, Krankheit, Umwelt), desto höher sollte auch die Vitamindosierung sein, damit eine optimale Unterstützung gewährleistet ist. Für die unterschiedlichen Vitamine gelten natürlich verschiedene Einnahmemengen.

Vitamin E

Vitamin E ist das wichtigste Antioxidans für den Schutz biologischer Membranen, zusammen mit Betacarotin. Es ist sehr gut verträglich und kann bedenkenlos in täglichen Dosen bis zu 2 oder 3 g genommen werden. Für Vitamin E halte ich als vorbeugend einzunehmende Dosis 400 – 800 mg für ausreichend.

Betacarotin

Die entsprechende Dosis für Betacarotin liegt bei etwa 25 mg. Im Fall eines Krebsverdachts oder besonders belastender psychischer oder physischer Umstände kann man auch bedenkenlos auf 40 – 50 mg täglich steigern.

Vitamin C

Hochrangige Experten wie Linus Pauling empfehlen für Vitamin C eine tägliche Dosierung von 10 – 18 g. Allerdings muß man dabei in Betracht ziehen, ob eine besondere Belastung vorliegt, wie beispielsweise Zigarettenrauchen oder die Arbeit in einer Druckerei, wo der Umgang mit Lösungsmitteln und dergleichen eine stärkere Anforderung an die klärenden Körpersysteme stellt als etwa die Arbeit im Büro. Für Menschen, die keinen extremen Zusatzbelastungen ausgesetzt sind, würde ich die tägliche Vitamin-C-Dosis bei zirka 2 g ansetzen. Bei Belastungen, die den genannten Beispielen vergleichbar sind, empfehle ich eine tägliche Dosis von 5 g.

Selen

Für Selen empfehle ich eine Einnahme von 100 – 200 Mikrogramm pro Tag. Allerdings kann eine zu hohe Dosis dieses

Vitamins gefährlich sein, da der therapeutische und der toxische Bereich eng beisammen liegen. Die DGE empfiehlt in ihrer Ausgabe der ›Empfehlungen für die Nährstoffzufuhr‹ von 1991 20 – 100 Mikrogramm Selen pro Tag für Erwachsene und Jugendliche. Grundlage für diese Empfehlung scheint der Befund zu sein, daß die Glutathionperoxidase als wesentliches selenabhängiges Enzym bei einer Zufuhr von 110 Mikrogramm pro Tag voll abgesättigt und damit aktiviert ist (siehe S. 27 f.).

Der »antioxidative Cocktail«

Es ist zwar in jedem Fall sinnvoll, einzelne antioxidative Vitamine in hoher Dosierung aufzunehmen, die beste Wirkung in vorbeugender und therapeutischer Hinsicht hat jedoch die Kombination der vier genannten »Musketiere«. Viele Hersteller von Vitaminpräparaten bieten deshalb zunehmend Kombinationspräparate an. Dadurch wird sowohl die Einnahme erleichtert als auch die Wirkung der Vitamine verstärkt.

- Zur Vorbeugung der schädlichen Wirkungen durch die normalen Alltagsbelastungen genügen die im Handel erhältlichen Vitaminkombinationen aus A, E, C und Selen. Die meisten der Kombipräparate enthalten zwar Werte, die weit unter meinen Empfehlungen liegen, nämlich um die 100 – 200 Mikrogramm Selen, 80 – 120 mg Vitamin E, etwa 20 mg Betacarotin und 100 – 500 mg Vitamin C, für die Basisprophylaxe reichen diese relativ niedrigen Dosierungen aber aufgrund der gegenseitigen Wirkungspotenzierung der Einzelstoffe aus. Lediglich Vitamin C sollte man zusätzlich substituieren.
- Wer erhöhten Anforderungen ausgesetzt ist, sollte die Vitamin-C-Dosis auf die absolut ungefährliche Menge von 5 – 12 g und das ebenso ungefährliche Vitamin E auf eine Dosis von 1200 – 1600 mg erhöhen. Bei dieser Kombination empfehle ich zusätzlich eine Betacarotindosis von 15 – 20 g.

81

Die Selenzufuhr sollte man nicht weiter steigern, da Selen im Gegensatz zu den anderen hier genannten Vitaminen relativ schnell eine toxische Grenze erreicht.

Vitamin C – das Supervitamin

Wirkstoff bei verschiedensten Krankheiten

Vitamin C ist ein wahres Wundermittel, das bei den verschiedensten Beschwerden und Krankheiten eingesetzt werden kann.

Vitamin C als Antibiotikum
Viel Erfahrung mit hohen Dosierungen dieses Vitamins gewann man, als Pioniere es auf dem Gebiet der Vitamin-C-Forschung anstelle von Antibiotika einsetzten. Vitamin C als kristalline Ascorbinsäure oder als Natriumascorbat spielt nämlich bei der Verhütung und Bekämpfung von Infektionskrankheiten eine zentrale Rolle. Es entgiftet bakterielle Toxine, indem es die Aktivität der weißen Blutkörperchen unterstützt.

Ein Pionier in der Behandlung von Krankheiten mit hohen Vitamin-C-Dosierungen ist der amerikanische Arzt Klenner. Er bezeichnet Vitamin C als Superantibiotikum und empfiehlt in schweren Krankheitsfällen 2 – 4 g alle 2 – 4 Stunden.[16]

Erfolge bei Infektionskrankheiten
In einem Buch von Irving Stone über Vitamin C wird ein Querschnitt über die Erfolge von Vitamin C bei Infektionskrankheiten gegeben. Stone berichtet zum Beispiel über die Heilung von Poliomyelitis (Kinderlähmung) durch Megadosierungen. In Einzelfällen wurden 27 – 210 g pro Tag ohne Nebenwirkungen verabreicht.[17] Stone war es auch, der die Hypothese aufstellte, daß alle Menschen infolge eines genetischen Defektes, der im Laufe der Evolution aufgetreten ist und der zum Verlust der Fähigkeit geführt hat, Vitamin C weiter selbst zu synthetisieren, an einem erblichen Vitamin-C-Mangel leiden. Bei allen anderen Spezies scheint es die gegenteilige Entwicklung gegeben zu haben, daß nämlich die evolutionäre Selektion Säuge-

tiere mit einer verbesserten Eigenproduktion von Vitamin C bevorzugt hat.

Bei infektiöser Hepatitis

Cathcart berichtet über gute Erfolge bei akuter infektiöser Hepatitis. Unter hoher Vitamin-C-Zufuhr ist statt des üblichen Verlaufs mit monatelang reduziertem Allgemeinzustand innerhalb weniger Tage eine vollkommene Erholung möglich. Cathcart berichtet von zwei Chirurgen, die sich versehentlich an Patientenblut mit Hepatitis infiziert hatten. Durch Vitamin C trat bei ihnen eine schnelle Besserung ein. Als einer der Chirurgen und ebenso sein behandelnder Arzt nicht glauben wollten, daß die Besserung auf Vitamin C zurückzuführen sei, und das Ascorbat abgesetzt wurde, verschlechterte sich das Krankheitsbild sogleich. Erst als sie erneut Vitamin C ansetzten, ließen die Krankheitssymptome wieder nach, und die Heilung schritt voran.

Bei Gehirnentzündung

Die berühmte amerikanische Ernährungstherapeutin und Vitaminexpertin Adele Davis berichtet von einem achtjährigen Kind, das an Gehirnentzündung litt und 36 Stunden bewußtlos war. Da der Transport ins Krankenhaus nicht möglich war, wurde es mit 50 g Vitamin C gerettet, das dem bewußtlosen Kind als eingefrorene Klümpchen portionsweise in den Mund geschoben wurde.[18]

Natürlich kann man solche Berichte als anekdotisch abtun, doch liegen inzwischen so viele Belege erfolgreicher Heilungen schwerer Krankheiten mit hohen Vitamin-C-Gaben vor, daß zumindest weiterführende wissenschaftliche Studien angestrebt werden müßten. Der Einsatz dieses Mittels lohnt sich in jedem Fall, zumal es oft, wie bei Hepatitis, an Alternativen fehlt und, wie gesagt, Nebenwirkungen bisher auch bei höchsten Dosierungen über Jahre hinweg nicht bekannt geworden sind.

Die Vitamin-C-Versorgung im Krankenhaus

In der chirurgischen Nachsorge, in der Verarbeitung der Narkosebelastung und speziell auf den Intensivstationen sind für den Menschen weitaus höhere Vitamindosierungen nötig als unter normalen Umständen.

Nur der Mindestbedarf wird verabreicht

Gerade im Krankenhaus werden die Menschen fatalerweise extrem vitaminarm ernährt. Die gängige Krankenhauskost wird zunehmend unter Verwendung vorgefertigter Komponenten zusammengestellt – aus der Dose, dem Aufreißpaket oder mikrowellengegrillt.

Wer während der postoperativen Phase nur Infusionen bekommt, erhält zwar in den Lösungsgemischen auch Vitamine, jedoch sind diese noch nach den alten Kriterien der Vorbeugung von Mangelzuständen zusammengestellt und angesichts der neuen Erkenntnisse hoffnungslos unterdosiert. Für Patienten, die länger im Krankenhaus sind, ist Vitaminmangel vorprogrammiert. Besonders gilt dies für alle Infektionskrankheiten, chirurgischen Eingriffe, Patienten auf Intensivstationen, nach Chemotherapie und Strahlenbehandlung. In all diesen Fällen braucht der Organismus eine maximale Unterstützung seiner Streßabwehrmechanismen, seiner Entgiftungsmechanismen, seines Immunsystems und vor allem auch seiner antioxidativen Zellschutzsysteme.

Hoher Vitaminbedarf auf der Intensivstation

Ich habe selbst erlebt, wenn auch nicht am eigenen Leib, wie fatal sich der vorausprogrammierte Vitamin-C-Mangel gerade bei Intensivpatienten nach Operationen auswirken kann. In diesen Fällen ist der gestreßte Organismus extrem hungrig nach Vitamin C.

Für den Organismus haben wiederkehrende, aber in unvorhersehbaren Intervallen einfallende Reize einen weitaus größeren Alarmwert als gleichmäßige Reize. Die zahlreichen Monitore einer Intensivstation, die bei den geringsten Bewegungen der Patienten Alarm geben, sind die perfektesten Streßinstrumente, die man sich denken kann, nicht nur wegen ihrer Lautstärke und des völlig unvorhersehbaren Einsetzens: Ihre Signale wurden ja eigens so konstruiert, daß sie alarmierend wirken. Dazu kommt der psychische Streßfaktor, gespeist aus Angst um das Leben, der Auseinandersetzung mit einer schwerwiegenden Krankheit und ähnlichem. Ich habe Patienten erlebt, die von dem ständigen Alarmgepiepse in einem Maße entnervt waren, daß sie nach ihren eigenen Worten glaubten, sie müßten verrückt werden, wenn die Apparate nicht sofort aus dem Zimmer kämen.

Hier könnte eine hochdosierte Vitamin-C-Infusion wahre Wunder bewirken, weil der Organismus die zur Bewältigung der extrem streßreichen Situation notwendigen Hormone in der nötigen Menge herstellen könnte. Gleichzeitig wäre die Wundheilung unterstützt und eine Vorsorge gegen die so häufigen Infekte während dieser Phase getroffen. Statt dessen kommt es vor, daß man aus der Unruhe des Patienten folgert, daß er auf keinen Fall schon aus der Intensivstation entlassen werden könne, und verabreicht unnötigerweise Tranquilizer.

Entwicklung von Magengeschwüren

Der streßproduzierende Effekt der Intensivstationen wird auch von Schulmedizinern keineswegs geleugnet. Nachdem bei Patienten auf Intensivstationen in einer Häufigkeit Magenblutungen auftraten, daß ein Zufall ausgeschlossen werden mußte, und zwar auch bei Patienten, die noch nie etwas am Magen gehabt hatten, war bald die Ähnlichkeit mit dem von dem Streßforscher Hans Selye beschriebenen Streß-Syndrom nicht mehr zu übersehen. Magengeschwüre gehören, neben der Nebennierenveränderung und der Thymuserschöpfung, zu den Streß-Symptomen par excellence.

Da man diesen Zusammenhang erkannt hat, werden den Intensivpatienten vorbeugend gegen die Entwicklung von streßbedingten Magengeschwüren wirksame Säureblocker gegeben. Was man damit jedoch nicht verhindern kann, ist die Entwicklung von pulmonalen (die Lunge betreffend) und anderen Infektionen, die um so sicherer auftreten, je länger ein Patient auf der Intensivstation bleiben muß. Dies hängt nach meiner Überzeugung hauptsächlich damit zusammen, daß fortgesetzter Streß das Immunsystem schädigt und dies durch den Vitamin-C-Mangel noch gefördert wird. Wesentliche Immunfunktionen und Streß-Verarbeitungsmechanismen sind Vitamin-C-abhängig, aber weder die basale noch die hochdosierte Vitamin-C-Gabe gehören gegenwärtig zum Repertoire der Intensivstationen deutschen Standards. Die Wirkungen von Vitamin C sind in der Tat so vielfältig und insgesamt so segensreich für den menschlichen Organismus, daß nicht verständlich ist, warum in Arztpraxen und Krankenhäusern so wenig in hochdosierter Anwendung damit gearbeitet wird.

Vitamine gegen UV-Strahlung

Fast täglich liest man in den Zeitungen über das Ozonloch. Gemeint ist damit die Zerstörung des Ozons in etwa 15 – 40 km Höhe über dem Erdboden, im oberen Teil der Troposphäre. Die Ozonschicht in der Troposphäre ist von maßgebender Bedeutung für die Erhaltung tierischen und menschlichen Lebens auf der Erde, da Ozon die kurzwellige solare UV-Strahlung aus dem Weltraum, die für tierische wie menschliche Organismen äußerst schädlich ist, fast völlig absorbiert.

Durch die Ausdünnung der Ozonschicht gelangt diese energiereiche Strahlung nun verstärkt auf die Erde. Für den Menschen bedeutet dies vor allem eine starke Belastung der Haut, aber auch – durch die gleichzeitige Zunahme des Ozon-Gases in Bodennähe – seines Allgemeinbefindens. Darüber hinaus erzeugt die Strahlung im Smog der Industriegebiete vermehrt freie Radikale.

Zunehmende Ausdünnung der Ozonschicht

Bisher wurde vor allem in der Arktis und Antarktis eine vermehrte UV-Einstrahlung nachgewiesen. Die Ausdünnung der Ozonschicht nimmt generell von den Polen zum Äquator hin ab. In den Tropen wurden bisher keine Veränderungen festgestellt. Allerdings besteht eine gewisse Unsicherheit hierüber, weil es nicht genug Meßgeräte gibt, die weltweit eingesetzt werden können. Neben dem Zustand des Ozonschilds hängt die Intensität der UV-Strahlung auch von der Aktivität der Sonnenflecken ab, die in einem Elfjahreszyklus ab- und zunimmt.

Neuere Erkenntnisse der NASA weisen darauf hin, daß die Ozonschicht nicht nur über bestimmten kritischen Punkten, sondern weltweit dünner geworden ist. Verantwortlich für den Abbau der Ozonschicht sind hochfliegende Düsenflugzeuge, Raketen und atmosphärische Kernwaffentests sowie Nebenprodukte der Stickstoffdüngung.

Vulkanausbrüche können ebenfalls eine Rolle bei der Auflösung der Ozonschicht spielen. Hauptverantwortlich sind jedoch die in die Atmosphäre aufgestiegenen Fluorchlorkohlenwasserstoffe (FCKW), die zum Beispiel in Treibgasen von Sprühdosen oder Kühlflüssigkeiten enthalten sind.

Folgen für die Gesundheit

Die Abnahme der Ozonkonzentration in der Troposphäre und das dadurch zu dünn gewordene Ozonschild ist für den Menschen in zweifacher Hinsicht gefährlich: Zum einen hat die UV-Einstrahlung stark zugenommen, und zum anderen erhöht sich die Ozonkonzentration in Bodennähe, wodurch direkte toxische Belastungen entstehen.

Langfristige Schädigung der Haut

Seitdem das Ozonloch größer geworden ist und die gefährlichen UV-Strahlen leichter und in größerer Intensität auf die Erde gelangen, zieht man sich schneller einen Sonnenbrand zu, fast doppelt so schnell wie noch vor einem Jahr. Der Sonnenbrand ist jedoch keine harmlose Körperreaktion, sondern eine echte Hautschädigung, die im Laufe der Jahre zu chronischen irreparablen Schäden führen kann. Die Haut altert schneller, da die Sonne die ursprünglich elastischen Fasern der Haut zerstört. Die Wirkung der UV-Strahlung ist sehr gefürchtet, denn sie kann auch noch Jahrzehnte später bestimmte Krebsformen auslösen.

Zunahme von Ozon in Bodennähe

In Bodennähe hat Ozon, das bei direktem Kontakt die Gesundheit beeinträchtigen kann, in vielen Gebieten Deutschlands hohe Werte erreicht. Normalerweise kommt das Gas nur in geringer Konzentration in Bodennähe vor. Doch nimmt es durch Abgase aus Verkehr und Industrie zu. Ozon entsteht – vor allem bei starker UV-Einstrahlung – u.a. aus Stickoxiden, Kohlenwasserstoffen und gewöhnlichem Sauerstoff.

Ozon wirkt in erster Linie auf die Atemwege. Je nach Konzentration und Einwirkungsdauer kann es zu Kopfschmerzen, Augenreizungen, verringerter Leistungsfähigkeit und Störungen der Lungenfunktion führen. Gefährdet sind hauptsächlich Kinder, aber auch ältere Menschen und solche mit Atemwegserkrankungen oder Herz-Kreislauf-Problemen. Zusätzlich bildet das toxische und hochreaktive Ozon im Körper vermehrt freie Radikale.

Die Wirkung der UV-Strahlung auf den Menschen

Wie kommt es, daß Sonneneinstrahlung zu Krebs führen kann? Wie reagiert der Körper und vor allem die Haut auf die UV-Strahlung?

UV-bedingte Effekte beim Menschen hängen im wesentlichen von drei Faktoren ab: der spektralen Zusammensetzung der Strahlung, der Bestrahlungsdosis und der individuellen Hautempfindlichkeit.

Die spektrale Zusammensetzung

Die von der Sonne ausgestrahlten elektromagnetischen Wellen erreichen in einer Wellenlänge zwischen ca. 280 nm und 4000 nm (nm = Nanometer) die Erdoberfläche. Etwa 10% der Strahlungsenergie liegen im Ultraviolett (UV)-Bereich. In diesem Bereich unterscheidet man das kürzerwellige »UVB« mit 280 – 320 nm und das längerwellige »UVA« mit 320 – 400 nm.

90

Jede UV-Strahlung führt zu akuten und chronischen Reaktionen der Haut. Je größer die Wellenlänge der Strahlung ist, desto tiefer dringt sie in die Haut ein. Daher wirkt UVB eher in der Oberhaut (Epidermis), wohingegen UVA bis in die Lederhaut (Corium) vordringt. Wissenschaftlich belegte positive Wirkungen von UV-Strahlung sind lediglich die durch UVB-Strahlung hervorgerufene Synthese von Vitamin D3 (ein Vitamin der D-Gruppe) und die therapeutische Anwendung in der Dermatologie. Andere positive Wirkungen sind nicht sicher bewiesen.

Die Strahlungsdosis

Die Dosis UV-Licht, die beim Gesunden gerade noch eine Rötung verursacht, ist ebenso abhängig von der Wellenlänge: Während bei UVB-Strahlen 10 – 20 mJ (Strahlungsgröße) pro cm^2 Haut ausreichen, wird bei UVA eine bis zu 1000fache Dosis toleriert. Bei der UVA-Strahlung fehlt gewissermaßen die Alarmanlage vor der Überdosierung. Es ist sicher, daß auch hohe Dosen UVA-Licht zumindest zur Hautalterung beitragen und vielleicht ebenfalls auf das Immunsystem einwirken. Relativ sicher ist, daß bei Sonnenallergikern die Symptome meist durch das langwellige UVA-Licht ausgelöst werden.

Verschiedene Arten von Bräunung

- Wenn UVB einstrahlt, kommt es zu einer vom Hauttyp abhängigen Reaktion, von einer Rötung der Haut bis zum Sonnenbrand 12 – 24 Stunden nach der Einstrahlung. Etwas später setzt die sogenannte Spätpigmentierung ein, welche die anhaltende Sonnenbräune ausmacht. Menschen mit Hauttyp I oder II können keine befriedigende kosmetische Bräune entwickeln. Wird die Haut wiederholt der UVB-Strahlung ausgesetzt, führt dies zur Ausprägung einer Lichtschwiele, also einer Verdickung der Epidermis und ihrer Hornschicht (siehe S. 94).

• UVA bewirkt in kurzer Zeit durch Oxidation von Melanin-vorstufen (Melanine = Pigmente, welche die Färbung der Haut bestimmen) die sogenannte Sofortpigmentierung, eine Bräunung der Haut, die sich aber rasch wieder zurückbildet. UVA führt zwar zu einer Hautrötung sowie zu einer länger anhaltenden Spätpigmentierung, allerdings um den Faktor 100 – 1000 weniger stark als UVB. Daher bildet die durch UVA bedingte Hautbräunung einen erheblich geringeren Schutzfilter vor einfallender UV-Strahlung als die durch UVB entstandene Bräunung. Man kann hier höchstens von einem Lichtschutzfaktor 2 ausgehen. Somit schützt auch die UVA-Bräunung, die in Solarien erreicht wird, nicht sehr effektiv gegen UV-Licht, und es besteht nach wie vor die Notwendigkeit, ein Sonnenschutzmittel aufzutragen, um einen Sonnenbrand zu vermeiden.

Vorzeitige Alterung des Organismus

Eine weitere Wirkung der UV-Strahlen ist von großer Bedeutung: UV-Strahlung wirkt bei langanhaltender intensiver Einstrahlung immun-suppressiv, das heißt, sie setzt die Immunleistung des Organismus herab. Zum einen reduziert sie die Anzahl der Helfer-T-Zellen, die für die Bildung von Antikörpern benötigt werden, und zum anderen vermehrt sie Suppressor-T-Zellen, welche die Helferzellen inaktivieren. Darüber hinaus vermindert zu intensive UV-Strahlung die Aktivität natürlicher Killerzellen, die ebenfalls eine wesentliche Rolle bei der Abwehrfunktion des Körpers spielen. Insgesamt kommt es zu einem Ungleichgewicht im Immunsystem des Menschen.

Bei chronischer Einstrahlung führen sowohl UVA als auch UVB zu Spätwirkungen, die sich im wesentlichen in Form von Hautalterungen und in krebsigen Entartungen äußern. Folgen der Lichtalterung der Haut sind dabei insbesondere Pigmentflecken sowie Depigmentierungen, Faltenbildungen, gelbliche Hautverdickungen (solare Elastose) und weitgestellte Hautblutgefäße (Teleangiektasien).

Die meisten der vom Sonnenlicht ausgelösten Hauterkrankungen gehen auf freie Radikale zurück, die sich in der Zelle unter der Einwirkung der ultravioletten Strahlen bilden. Dieser oxidative Streß führt zum Regenerationsversagen der Hautzellen und damit zu vorzeitig alternder Haut, zu Elastinverlust, Keratosen (Verhornung), aber eben auch immer häufiger zu Krebs.

Zunahme von Krebserkrankungen

Seit etwa vier Jahrzehnten wird eine Zunahme des malignen (= bösartig) Melanoms beobachtet, die inzwischen sehr bedrohlich ist. In Queensland, Australien, ist die Melanominzidenz mit zirka 40 Neuerkrankten pro 100 000 Einwohner und Jahr am höchsten. Auch in Europa nimmt die Zahl der an einem Melanom Erkrankten ständig zu.

In der Altersgruppe bis 40 Jahre ist das MM (maligne Melanom) heute bereits der häufigste maligne Tumor überhaupt. Das Risiko, ein MM zu entwickeln, steigt mit der Veranlagung, schnell einen Sonnenbrand zu bekommen. Es steigt aber auch mit der Häufigkeit und der Schwere früherer Sonnenbrände. Je besser also die individuelle Pigmentbildungsfähigkeit ist, und je besser man sich bisher vor Sonnenbränden geschützt hat, desto geringer ist das Risiko einer Melanomentwicklung. Dieses Risiko korreliert zwar mit der Gesamt-UV-Lebensdosis, jedoch scheint es besonders von der UV-Strahlung während der ersten zwei Lebensdekaden abzuhängen. Je mehr (blasige) Sonnenbrände im Kindes- oder Jugendalter auftreten, umso häufiger kommt es später zur Entwicklung eines malignen Melanoms.

Schutzmechanismen des Körpers

Der Körper besitzt zur Abwehr von Schadwirkungen der UV-Strahlen einige Schutzmechanismen. Diese physiologischen Schutzmechanismen sind sehr leistungsfähig und werden immer wichtiger:

- Die Hautbräunung durch Melanin. Dieser Hautfarbstoff wird bei Einstrahlung von UV-Licht in der obersten Hautschicht produziert. Er bildet somit eine Sperre gegen das Vordringen der Sonnenstrahlen in die unteren Hautschichten. Eine optimal gebräunte Haut kann bis zu 90% der UV-Strahlung abfangen.
- Die Lichtschwiele. Damit ist die Verdickung der Hautanteile bei längerer Sonneneinstrahlung gemeint. Die Lichtschwiele entsteht bei längerer Einstrahlung von UVB (siehe S. 90 ff.). Zusammen mit optimaler Melaninbräunung kann die Haut damit bereits einen Lichtschutzfaktor von 40 aufbauen. Bei lichtentwöhnter Haut ist es zum Aufbau der Lichtschwiele nötig, den Körper langsam an die zunehmende Sonneneinstrahlung zu gewöhnen.
- Der Lichtschutzstoff im Schweiß, der sich bei Sonneneinwirkung bildet. Bei Weißen kommt dieser Stoff jedoch dreimal weniger vor als bei Schwarzen.

Sonnenbrand ist keine harmlose Angelegenheit oder bloß eine Lästigkeit, denn die krebserzeugende Wirkung von UV-Strahlen ist eng verbunden mit der sonnenbrandauslösenden. UVB ist in höherem Maße karzinogen als UVA, aber auch UVA, insbesondere zwischen 320 und 340 nm, kann krebsauslösend sein. Ein wirksamer Schutz der Haut vor zu intensiver UV-Strahlung ist daher unerläßlich.

Hautschutz durch Betacarotin

Was kann man also tun gegen die Gefahr aus dem Sonnenhimmel? Sein ganzes Leben nur noch im Schatten verbringen und die vornehme Blässe pflegen?

- Wichtig ist zunächst, daß gerade die lichtentwöhnte Haut langsam gebräunt wird, damit sich die körpereigenen Schutzmechanismen wie Pigmentierung und Lichtschwiele aufbauen können. Das gilt vor allem für touristische Unternehmungen in Länder wie Australien, aber natürlich auch für jede andere Situation, in der man sich der Sonne aussetzt.

- Ein wichtiges Reparationsmittel der Haut ist das Antioxidans Betacarotin, da es eine schützende Wirkung gegen Hautkarzinome besitzt, die durch UV-Strahlen hervorgerufen werden. Es handelt sich bei Betacarotin natürlich nicht um ein Lichtschutzmittel im herkömmlichen Sinn, sondern um eine Substanz, die Photonen und freie Radikale neutralisiert. Zudem wandelt es einwirkende Strahlenenergie in Wärme um und stimuliert das Immunsystem.

- Eine rechtzeitige und regelmäßige Einnahme von Betacarotin kann den durch chronischen Lichtschaden geschädigten Reparaturmechanismus der Haut wiederherstellen.[19]

Empfehlungen für die Praxis

Wieviel Betacarotin soll man nun zu sich nehmen, wenn man sich gegen eine zu intensive UV-Strahlung schützen will? Es gibt bisher keine gesicherten Daten über eine genaue Dosierung für diesen Zweck. Wie bei anderen Vitaminen auch beziehen sich die Empfehlungen der DGE lediglich auf die Mindestdosen zur Vermeidung einer Unterversorgung. Ich schließe mich den Empfehlungen Professor Dr. Hans Biesalskis an, der eingehende Untersuchungen zu diesem Thema durchgeführt hat:

Zur Prophylaxe vor einem Urlaub in südlichen Ländern sollte man täglich 15 – 20 mg Betacarotin sechs Wochen vor Urlaubsbeginn einnehmen. Ist man der höheren Strahlenbelastung dann ausgesetzt, nimmt man die gleiche Dosis alle drei Tage zu sich, dazu etwa 1200 Mikrogramm Vitamin A.

Die zusätzliche Vitamin-A-Gabe ist nötig, weil dadurch die Aktivität des Enzyms, das Betacarotin im Darm abbaut, verhindert wird.

Nach der Nationalen Verzehrstudie nehmen die Bundesbürger nur zirka 0,8 – 1 mg Betacarotin täglich zu sich, andere Daten sprechen von bis zu 2 mg. Aber selbst durch eine Ernährung mit viel tiefgrünem und orangefarbenem Gemüse erreicht man nicht das vor dem sonnenbedingten Hautkrebs schützende Quantum Betacarotin.

Vitamine für Herz und Kreislauf

Fast jeder zweite Todesfall in der Europäischen Gemeinschaft im Jahre 1990 ging auf eine Erkrankung des Herz-Kreislauf-Systems zurück. Hierbei gehört die Arteriosklerose zu den häufigsten Herz-Kreislauf-Erkrankungen, welche zudem die meisten anderen Herz-Kreislauf-Erkrankungen wie Durchblutungsstörungen oder Herzinfarkt nach sich zieht. Arteriosklerose ist eine Gefäßkrankheit, bei der sich Fettsubstanzen, Eiweiß und verschiedene Schadstoffe an den Innenwänden der Arterien ablagern. Im Laufe der Zeit, manchmal über viele Jahre, kommt es zu krankhaften Veränderungen wie Verdickungen, Verhärtungen und Einbuße der Elastizität. Diese Veränderungen können sowohl einzelne Gefäße oder ein breites Gebiet von Gefäßen betreffen.

Die Folgen einer Arteriosklerose sind zunächst eine Mangelversorgung an Sauerstoff einzelner Regionen oder Organe, im fortgeschrittenen Stadium des gesamten Organismus. Verschließt sich ein Herzkranzgefäß vollständig, kommt es zu einem Herzinfarkt. Als Ursache konnte bislang kein einzelner bestimmter Faktor ausgemacht werden. Es muß sich vielmehr um eine Verknüpfung unterschiedlicher Ursachen handeln, die schließlich eine Arteriosklerose hervorrufen. Zu diesen Ursachen zählen das Alter eines Menschen, seine erbliche Belastung, seine allgemeine Streßlage, vor allem aber auch Stoffwechselerkrankungen wie Zuckerkrankheit oder Gicht, Bluthochdruck oder die Zusammensetzung und Höhe des Fettgehalts im Blut. Weitere hauptursächliche Faktoren sind Rauchen, Bewegungsmangel und Übergewicht.

Vorbeugung und Behandlung von Arteriosklerose

In der Schulmedizin wird die Arteriosklerose hauptsächlich mit Medikamenten gegen hohe Blutfette behandelt. Diese Medikamente haben allerdings zum Teil schwerwiegende Nebenwirkungen. Hinzu kommt, daß gerade die neueren Medikamente gegen hohe Blutfette zu den teuersten gehören. Die Pharmafirmen scheinen ein eminent großes Interesse daran zu haben, Patienten und Ärzte weiter auf die Anwendung dieser Mittel einzuschwören, zumal es bislang an Alternativen zu mangeln schien. Vor diesem Hintergrund wird das weltweit große Interesse verständlich, das den Vitaminen neuerdings entgegengebracht wird, vor allem jenen, die zur Gruppe der Antioxidantien gerechnet werden, denn die Anzeichen dafür mehren sich, daß sie die Entwicklung einer Arteriosklerose verhindern oder deutlich verlangsamen können.

Vitamine setzen Cholesterin »schachmatt«

Über die vorbeugende Wirkung von Vitaminen gegen Arteriosklerose wurden bisher zahlreiche Studien und Untersuchungen durchgeführt. Vor allem das als hochpotenter Radikalenfänger bekannt gewordene Vitamin E wird zunehmend in seiner Wirkung gegen Arteriosklerose untersucht. Gegenüber der medikamentösen Therapie hat dieses Vitamin den entscheidenden Vorteil, daß es auch in hochdosierter Anwendung völlig nebenwirkungsfrei ist. An der University of California wurde folgende Studie durchgeführt:

In der ersten Studienphase verabreichte man den Probanden über einen Zeitraum von insgesamt neun Monaten folgende Vitamine als tägliche Dosis:

60 mg Betacarotin, 1600 mg Vitamin E, sowie 2 g Vitamin C. In einer zweiten Studienphase erhielten die Teilnehmer fünf Monate lang jeden Tag ausschließlich 1600 mg Vitamin E.

Im Verlauf der Studie wurde mit Hilfe von Blutproben die Wirkung der Antioxidantien auf das LDL-Cholesterin untersucht, das sich im oxidierten Zustand leicht an den Gefäßinnenwänden der Arterien ansammelt und dort arteriosklerotische Plaques fördert.

LDL-Cholesterin ist der eigentlich schädliche Cholesterinfaktor für die Entwicklung einer Gefäßverengung – im Gegensatz zu HDL-Cholesterin, das dem Prozeß der Verengung entgegenwirkt. Schädlich ist LDL-Cholesterin jedoch erst im oxidierten Zustand. Solange der Vorrat an Antioxidantien im Körper groß genug ist, wird die LDL-Oxidation verhindert.
Die Oxidation der LDL-Moleküle erfolgt durch die extrem reaktionsfreudigen Sauerstoffradikale, die von Oxidationshemmern wie den antioxidativ wirkenden Vitaminen E und A beziehungsweise seiner Vorstufe Betacarotin, besonders wenn sie im Verbund mit dem Spurenelement Selen arbeiten können, chemisch gebunden und unschädlich gemacht werden.

In der zweiten Studienphase, in der ausschließlich Vitamin E verabreicht wurde, war die Oxidationsbereitschaft der LDL-Moleküle am geringsten, d.h. die Gefahr für die Entwicklung von Arteriosklerose war hier am geringsten.

Da Vitamin C nicht fettlöslich ist, kann es sich nicht mit LDL-Cholesterin verbinden. Es kann die Oxidation also zumindest nicht direkt verhindern. Man vermutet allerdings, daß Vitamin C die antioxidativen Eigenschaften von Vitamin E stabilisiert, da sowohl Betacarotin- als auch Vitamin-E-Spiegel unter einer zusätzlichen Vitamin-C-Gabe steigen. Damit hätte indirekt auch Vitamin C eine positive Wirkung auf die Verhinderung von Arteriosklerose und damit auch einer koronaren Herzkrankheit.

Zahlreiche Studien belegen die positiven Wirkungen
Auch in anderen Studien kamen die Wissenschaftler stets zu den gleichen oder vergleichbaren Ergebnissen:

Ein ausreichend hoher Serumspiegel an Vitamin E und Betacarotin kann vor der Entwicklung von Herz-Kreislauf-Krankheiten schützen.

Das ist insgesamt ein phantastisches Ergebnis, vor allem wenn man bedenkt, daß nicht einmal die sehr weit entwickelte Herzchirurgie die Folgen der Arteriosklerose verhindern kann. Bei der gegenwärtigen Kostenlage im Gesundheitssystem ist es auch nicht sicher, wie lange sich die Gesellschaft eine derartig kostenintensive und erst am Ende einer langen Krankheitsentwicklung einsetzende Behandlungsmaßnahme noch leisten kann und leisten will. Hinzu kommt, daß jeder zweite Bypaß, etwa zehn Jahre nachdem er angelegt wurde, wieder verschlossen ist.

Vitamin B- und Folsäure-Mangel fördern Arteriosklerose

Amerikanische Forscher haben herausgefunden, daß hohe Werte der Aminosäure Homocystein das Risiko erhöhen, an Arteriosklerose zu erkranken. Diese körpereigene Substanz kann zur Zerstörung der Zellen an den Arterienwänden führen und dadurch das Infarktrisiko erhöhen. Der Homocysteinspiegel ist ein besserer Indikator für eine Unterversorgung mit den Vitaminen des B-Komplexes als der B-Serumspiegel (siehe S. 35 f.). Anders gesagt heißt das, je geringer die Vitamine B6 und B12 im Körper konzentriert sind, desto höher ist der Homocysteinspiegel.

Somit läßt sich aus den Untersuchungen ableiten, daß auch ein Vitamin-B-Mangel ein Risikofaktor für die Arteriosklerose ist.

Für Folsäure gilt das gleiche, da eine niedrige Folsäurekonzentration ebenfalls den Wert für Homocystein erhöht. Deshalb empfiehlt sich eine Einnahme von täglich 400 Mikrogramm Folsäure statt der bisher empfohlenen Menge von 200 Mikrogramm. Zur Erinnerung: Besonders reich an Folsäure ist Blattgemüse wie Spinat und Mangold.

Der Vitamin-E-Spiegel im Blut ist ein Indikator dafür, ob ein hohes oder vergleichsweise niedriges Risiko besteht, an Arteriosklerose beziehungsweise an den Folgeerscheinungen wie Herzinfarkt zu erkranken. Dabei ist ein niedriger Vitamin-E-Spiegel stets mit einem erhöhten Risiko verbunden und umgekehrt. Der Zusammenhang eines erhöhten Risikos bei niedrigem Vitamin-E-Blutspiegel war bei allen diesbezüglich durchgeführten Untersuchungen deutlicher zu erkennen als die Abhängigkeit einer Erkrankung von Faktoren wie Gesamtcholesterinspiegel, Rauchen oder Blutdruck!

Als Schutz vor Arteriosklerose ist also eine ausreichende Versorgung mit Betacarotin, Vitamin E und Vitaminen des B-Komplexes nötig. Als zusätzlicher unterstützender Faktor gilt darüber hinaus die Aufnahme von Vitamin C.

Praktische Empfehlungen

- Zur Vorbeugung gegen die Entwicklung von Arteriosklerose empfiehlt sich allgemein eine fettarme Ernährung sowie ein Lebensstil, der weitgehend streßfrei ist und viel Bewegung sowie die Erfüllung der seelischen Bedürfnisse beinhaltet. Darüber hinaus sollten die bekannten Risikofaktoren wie Rauchen, hoher Blutdruck, erhöhtes Körpergewicht kontrolliert werden.
- Bei der Vitaminversorgung ist in erster Linie eine ausreichende Zufuhr des antioxidativ wirksamen Vitamin E wich-

101

tig. Positive Auswirkungen sind bei Dosierungen zwischen 800 und 1600 mg belegt. Bei diesen Mengen sind keine Nebenwirkungen zu erwarten. Als praktikable Empfehlung gilt eine tägliche Einnahme von mindestens zwei, besser drei der im Handel erhältlichen Dragees à 400 mg.

Wenn der Organismus keinem gesteigerten oxidativen Streß ausgesetzt ist, was zum Beispiel bei erhöhtem Zigarettenkonsum oder bei einer Arbeit in belasteter Umwelt der Fall wäre, genügen 800 mg täglich. Je nach Intensität der Umweltbelastung kann diese Dosis bedenkenlos auf 1200 bis 1600 mg täglich gesteigert werden.

- Beachtet werden muß allerdings auch, daß viele Menschen mit allen Risikofaktoren belastet sind und trotzdem keine Angina pectoris entwickeln, keinen Infarkt erleiden und auch keinen Schlaganfall. Es muß deshalb neben den Risikofaktoren auch Gesundheitsfaktoren geben, welche die unbestrittenen negativen Auswirkungen der Risikofaktoren mildern oder aufheben. Solche Gesundheitsfaktoren sind zum Beispiel ein insgesamt positiver Lebensstil mit vielen zuverlässigen, freundschaftlichen menschlichen Bindungen, eine innere Gelassenheit mit der Fähigkeit, Belastendes loszulassen, die Fähigkeit zu kontrollierter, zweckgerichteter Aggressivität und noch vieles mehr.

Jeder sollte sich dieser wichtigen Gesundheitsfaktoren in seinem Leben bewußt sein. Denn aus ganzheitlicher Sicht ist die Entwicklung einer Arteriosklerose und ihrer Folgekrankheiten auch immer mit der allgemeinen Lebenssituation verbunden, in der ein Mensch lebt, vor allem mit seiner psychosozialen Streßbelastung.

- Nüsse, Öl, Avo. Vollkorn [E]
produkte, Hering, Eier, Kartof [B]
Fisch, Quark [B12] Milch,
Forelle, Käse, Bananen

! Magnesium
Vitam [C] Zitrus, Beeren, Kohl
Sauerkraut Hülsenfrüchte,
! Spinat, Mangold

Vitamine gegen Krebs

Weltweite Zunahme von Krebserkrankungen

Jedes Jahr erkranken weltweit 6,5 Millionen Menschen neu an Krebs. Bis zum Jahre 2000 werden in den Industrieländern Karzinome die häufigste Todesursache sein. 1990 ging fast jeder vierte Todesfall, also fast 25% in der EG auf eine Krebserkrankung zurück. Zum Vergleich: Im Jahre 1960 lag die Rate »lediglich« bei 17%. Zwar erkranken mehr Männer an Tumoren mit tödlichem Ausgang als Frauen, dennoch nimmt Krebs auch bei Frauen mit deutlicher Tendenz zu. Auch immer mehr junge Menschen erkranken an Krebs.

Genauere Aufschlüsse gibt eine schwedische Untersuchung, die durchaus repräsentativ für andere Länder ist. Zwischen 1958 und 1987 wurden bei einer schwedischen Studiengruppe insgesamt 837 085 Krebsfälle registriert. Dabei stieg die altersadaptierte Krebshäufigkeit im Laufe dieser 30 Jahre bei Männern um 55% und bei Frauen um 30%. Gerade in der jüngeren Gruppe der 20 – 30jährigen fand sich für beide Geschlechter ein Anstieg maligner Erkrankungen um 20 – 40%. Eine noch stärkere Zunahme wurde bei Männern über 50 Jahren beobachtet. Die Ursachen für diesen Trend sehen die Wissenschaftler in der erhöhten Belastung der Umwelt mit Karzinogenen (krebserzeugende Stoffe).

Bei der Entwicklung eines Tumors können darüber hinaus geographische Faktoren eine große Rolle spielen. So ist zum Beispiel in Australien das Risiko für einen Menschen, an Hautkrebs zu erkranken, 200fach erhöht gegenüber dem Hautkrebs-Risiko in Indien, oder für die Bevölkerung des Iran das Risiko einer Erkrankung am Ösophaguskarzinom (Speiseröhrenkrebs) 300fach erhöht gegenüber dem für die Bewohner Nigerias.

Antioxidative Vitamine schützen vor Krebs

Derzeit laufen verschiedene Studien, in denen endgültig geklärt werden soll, inwieweit das Krankheitsrisiko durch die Zufuhr von Vitaminen vermindert werden kann. Zahlreiche Studien belegen schon jetzt, daß hochdosierte antioxidative Vitamine sowohl vorbeugende als auch therapeutische Wirkungen haben. Daher sind sie in der Vorbeugung, während der Behandlung sowie in der Nachsorge von Krebs nicht mehr wegzudenken. Welche Wirkungen weisen die einzelnen antioxidativen Vitamine nun in bezug auf Krebserkrankungen auf?

Vitamin E

Vitamin E kann vor Blasenkrebs schützen. Auch Hautkrebs und Bauchspeicheldrüsenkrebs treten bei hohen Vitamin-E-Werten im Blut seltener auf.

Vitamin E und C unterstützen sich in ihrer antioxidativen Wirkung gegen Mund- und Kehlkopfkrebs. Menschen, die hohe Dosen beider Vitamine zu sich nehmen, weisen zudem ein um 60% reduziertes Magenkrebsrisiko auf.

Betacarotin

Betacarotin ist eine äußerst wichtige Substanz für die Verhinderung des Tumorgeschehens und kann sogar das Wachstum bereits bestehender Tumore hemmen. Die vorbeugende Wirkung von Betacarotin auf verschiedene Tumore wurde bisher weltweit in knapp 50 Studien untersucht.

Lungenkrebs

Studien am Menschen zeigen, daß Betacarotin einen schützenden Effekt gegen Lungenkrebs hat. Ein erniedrigter Plasmaspiegel dieses Vitamins erhöht die Wahrscheinlichkeit, an Lungenkrebs zu erkranken. Insbesondere Raucher sollten auf einen ausgeglichenen Vitamin-B-Spiegel achten. Raucher (bis 20 Zigaretten täglich), die 40 mg Betacarotin täglich zuführen, haben sogar eine geringere Lungenkrebshäufigkeit, als mit Betacarotin schlecht versorgte (0 – 20 mg) Nichtraucher. Kommt zum Rauchen dann auch noch Alkoholkonsum hinzu, ist der Organismus zusätzlich gefährdet, da Alkohol den Betacarotin-Spiegel ebenfalls senkt. Die regelmäßige Zufuhr von Betacarotin in einer Dosis von mindestens 40 mg kann also für Raucher lebenswichtige Bedeutung erlangen.

Magenkrebs

Man nimmt an, daß Betacarotin auch vorbeugend gegen Magenkrebs schützen kann. In einer prospektiv angelegten Studie stellte man nämlich nach einem 7jährigen Beobachtungszeitraum fest, daß Patienten, bei denen Magenkrebs auftrat, im Vergleich zu den anderen Probanden einen um 34% reduzierten Spiegel an Betacarotin aufwiesen.

Weitere Krebsarten

Betacarotin hemmt auch präkanzeröse Mundschleimhautveränderungen. Frauen mit geringem Betacarotin-Serumspiegel haben ein mehr als dreifaches Risiko für zervikale (am Gebärmutterhals auftretende) Zellveränderungen bis hin zum Karzinoma in situ (örtlich noch begrenztes Karzinom). Die Wertigkeit des Betacarotin bei Ovarial-, Brust-, Speiseröhren- und Magenkarzinom ist nicht endgültig geklärt. Bei jungen Frauen scheint es vor dem Ovarialkarzinom zu schützen, bei Frauen nach der Menopause vor dem Mammakarzinom. Dagegen bestehen keine Zweifel, daß es die Prostatakrebshäufigkeit vermindern kann. Als ausreichende Supplementierungsdosis empfehle ich 25 mg.

Betacarotin ist in der Krebsprävention darüber hinaus bei Schädigungen effektiv, die durch hohe Strahlenbelastung hervorgerufen wurden.

Wie wirkt Betacarotin?

Eine der Ursachen für die vorbeugende Wirkung dürfte die durch Betacarotin gesteigerte Synthese des Tumornekrosefaktors sein, einer speziellen Substanz, mit der der Körper Tumorzellen zum Absterben bringt.[20] Die immunstimulierende Betacarotinwirkung erklärt sich aus der Aktivierung zytotoxischer (zellzerstörender) T-Lymphocyten, Makrophagen und natürlicher Killer-Zellen. Betacarotin neutralisiert zudem den Vorgang, in dem Tumorsubstanzen die körpereigene Interferonproduktion (wichtiger Abwehrstoff des Körpers) hemmen. Dem Betacarotin kommt wohl eine entscheidende Rolle im ersten Stadium der dreistufigen Tumorkrankheit zu (I. Entstehung, II. örtliches Wachstum, III. Verbreitung), da dieses Provitamin die Aktivierung potentiell krebsauslösender Substanzen hemmen kann und die sogenannte Initiation, also das Umschlagen einer Zelle in die krebsige Entartung durch Quenchen, wie man das Unterbrechen der kaskadenartig ablaufenden Gewebs- und Zellschädigung infolge Radikaleinwirkung nennt (siehe S. 24), zu verhindern vermag.

Vitamin A

Brustkrebs

Frauen, die viel Vitamin A zu sich nehmen, können damit möglicherweise einem Mammakarzinom vorbeugen. Die Vitamine C und E dagegen haben, auch in hoher Dosierung, keinen diesbezüglichen Schutzeffekt. Dies ermittelten amerikanische Wissenschaftler in einer prospektiven Studie an insgesamt 89 494 Krankenschwestern im Alter von 34 bis 59 Jahren. Die Frauen mit dem höchsten Vitamin-A-Konsum zeigten dabei tendenziell ein niedrigeres Brustkrebsrisiko.

Für die ausreichende Zufuhr sorgten bei diesen Frauen vor allem Nahrungsmittel wie Spinat, Karotten, Leber und Süßkartoffeln. Von Vitamin-A-haltigen Präparaten profitierten dagegen nur diejenigen Frauen, die mit ihrer Nahrung sehr wenig von dieser Substanz aufnahmen. Sie hatten ein um 20% höheres Brustkrebsrisiko als Frauen mit einer höheren täglichen Vitamin-A-Aufnahme.

Haut-, Kopf-, Halskrebs
In der gleichen Studie wurde der Nachweis geführt, daß durch die Therapie mit synthetischen Retinoiden (Vitamin-A-Präparaten) die Häufigkeit von Hautkrebs sowie Kopf- und Halstumoren verringert werden kann.

Wie wirkt Vitamin A?
Die günstige Wirkung von Vitamin A erklärt sich dadurch, daß es die Teilung geschädigter Zellen hemmt, zudem Zellen vor Schäden durch freie Radikale schützt sowie die Aktivität bestimmter Onkogene (Gene, auf denen die Krebsentwicklung genetisch festgelegt ist) verringert.

Vitamin C

Insbesondere die ausreichende Zufuhr von Vitamin C gilt als prophylaktisches Kriterium gegen das Auftreten jener Krebsarten, die sich bei Rauchern besonders häufig finden, beispielsweise Lungen- und Magenkrebs. Man weiß, daß zum Beispiel das Magenkarzinom bei Menschen mit hoher Vitamin-C-Aufnahme seltener auftritt als bei Menschen mit geringer Vitamin-C-Aufnahme. Das gleiche gilt für Malignome von Kehlkopf, Mundhöhle und Speiseröhre. Vitamin C verringert die Gefahr eines Magen-Karzinoms um 50%, wie sieben epidemiologische Studien belegen.

Raucher, die mehr als 20 Zigaretten pro Tag rauchen, haben nicht nur einen deutlich erniedrigten Vitamin-A- beziehungsweise Betacarotin-Spiegel, sondern auch einen deutlich erniedrigten Vitamin-C-Spiegel. Daher empfiehlt sogar die DGE eine um 40% erhöhte Ascorbinsäurezufuhr für Raucher. Ich empfehle Rauchern mit einer regelmäßigen Suchtdosis von 20 Zigaretten und mehr eine tägliche Mindestmenge von 5 g Vitamin C.

Vitamin C vermindert auch die Wachstumsrate von Kolonepithelzellen (Darmzellen, aus denen wiederum Darmpolypen entstehen können; längerfristig kann das zu Darmkrebs führen). Nach neueren Mitteilungen haben Männer, die regelmäßig Vitamin C in einer höheren Dosierung als Nahrungsergänzung zu sich nehmen, eine um etwa sechs Jahre höhere Lebenserwartung als Männer, die weniger als 50 mg Vitamin C täglich aufnehmen. Damit ist erstmals belegt, daß Vitamin C das Leben verlängert.

Wie wirkt Vitamin C?
Ein ausreichend hoher Vitamin-C-Gewebsspiegel hält die Konzentration von Vitamin C vor allem in den Makrophagen, den Freßzellen, und in den Leukozyten, den weißen Abwehrzellen des Blutes aufrecht. Gerade diese Zellen werden besonders schnell durch die oxidativen Prozesse der krebserregenden und toxischen Inhaltsstoffe im Zigarettenrauch geschädigt. Ist Vitamin C in ausreichender Menge vorhanden, kann es diese Prozesse blockieren.

Selen

Die stimulierende Wirkung des Spurenelements Selen auf das Immunsystem ist bestens belegt. Dieses dem Element Schwefel nah verwandte Metalloid verstärkt die zytotoxische (zellzerstörende) Aktivität der T-Lymphocyten und der natürlichen Killerzellen und unterstützt zusätzlich über die selenhaltige Form der Glutathionperoxidase (Radikalfängerenzym) auch die Radikalenentgiftung (siehe S. 27).

Viele Krebserkrankungen sind mit einem niedrigen Vitaminspiegel verbunden, beziehungsweise ein hoher Spiegel beugt einer Erkrankung vor. Auch hier wirkt die Eigenschaft der antioxidativen Vitamine C, E und Betacarotin (vor allem in Kombination mit Selen), toxische Sauerstoffradikale abzufangen und damit die Umwandlung einer Zelle in eine Krebszelle zu unterbinden. Zudem tragen diese Vitamine zu einer allgemeinen Stärkung des Immunsystems bei.

Die Wirkung der antioxidativen Vitamine

Vor allem die folgenden fünf Punkte sind bei vorbeugenden und therapeutischen Maßnahmen gegen eine Krebserkrankung wesentlich. Sie verdeutlichen die Notwendigkeit einer hochdosierten Vitaminzufuhr:

- Die Konzentration der Substanzen, die als mutagen (= Veränderungen der Erbsubstanz auslösend), karzinogen (= die krebsige Entartung herbeiführend) und prokarzinogen (= die Wandlung in die krebsige Entartung vorbereitend) gelten, muß im Darm unbedingt vermindert werden. Das bekannte Karzinogen Nitrosamin wird zum Beispiel im Körper aus Aminen (vermehrt bei hoher Eiweißzufuhr) synthetisiert. Diese Synthese kann wie die von Nitrit aus dem Trinkwasser durch hohe Vitamin-C-Zufuhr verhindert werden. Zusätzlich entgiftend wirksam ist auch Vitamin E.
- Alle Promotoren und Initiatoren müssen unterdrückt werden, auch hierbei spielen Antioxidantien eine wichtige Rolle. Reduzierende Substanzen sind in der Lage, hier präventiv zu wirken. Das heißt, daß der Körper in die Lage versetzt werden muß, die freien Radikale mit Hilfe von Vitaminen zu neutralisieren.
- Das Tumorwachstum muß verlangsamt werden, indem man in den Zellteilungsmechanismus eingreift. Das bedeutet vor allem, daß die körpereigenen Überwachungssysteme, die

dafür sorgen, daß spontane oder durch Umweltgifte und Strahlung hervorgerufene DNS-Veränderungen wieder korrigiert werden, in ihrer Arbeit unterstützt werden. Auch hierbei spielen die Schutzsysteme, die über Antioxidantien aufgebaut werden, eine entscheidende Rolle.

• Die körpereigenen Abwehrfunktionen müssen aktiviert werden, wenn möglich so weit, daß es zum Abtöten der transformierten Zellen kommt. Diese Funktion ist für verschiedene Vitamine, speziell für die aus der antioxidativen Gruppe und auch für Selen belegt – dieses Element spielt eine besonders wichtige Rolle bei der Aktivierung vieler im Abwehrsystem des Körpers wichtiger Enzyme.

• Die Abgrenzung bereits etablierter Tumoren vom übrigen Gewebe muß unterstützt werden. Dazu muß man die Einkapselung durch Bindegewebe fördern, die ein hochgradig Vitamin-C-abhängiger Prozeß ist.

In der folgenden Tabelle ist die Wirkung der antioxidativen Vitamine kurz zusammengefaßt:

Hemm-Mechanismus	Antioxidans
Inaktivierung freier Radikale	Betacarotin, Vitamin C, Vitamin E
Hemmung der Nitrosaminbildung	Vitamin C, Vitamin E
Erhöhung der Immunkompetenz	Betacarotin, Vitamin E
Umkehrung der Interferonhemmung durch Tumorsubstanzen	Betacarotin
Hemmung der Weiterentwicklung von Fehlbildungen im Gewebe	Betacarotin
Hemmung der Teilung von Tumorzellen	Vitamin E

Es gilt als bewiesen, daß eine niedrige Konzentration der antioxidativen Vitamine mit einer erhöhten Krebsgefahr einhergeht. Zudem ist sowohl der Zusammenhang zwischen Umweltverschmutzung und dem Verbrauch der körpereigenen Antioxidantien als auch zwischen zivilisationsbedingtem Streß und erhöhtem Vitaminbedarf belegt. Wer also heute etwas dafür tun will, trotz eines überwältigenden Ansturms vielfältigster schädlicher Einflüsse auf den Organismus gesund zu bleiben, der sollte auf eine ausreichende Versorgung mit antioxidativen Substanzen achten.

Kritische Betrachtung der klinischen Krebsbehandlung

Schwächung körpereigener Schutzsysteme

In der klinisch-schulmedizinischen Behandlung von Krebs wird der durch die Chemotherapie bedingten Verminderung essentieller Antioxidantien wie Vitamin E und Betacarotin, aber auch der enzymatischen Antioxidationssysteme bisher viel zuwenig Aufmerksamkeit geschenkt. So vermindert zum Beispiel das Zytostatikum Cyclophosphamid, das in der Chemotherapie verwendet wird, in hohen Dosen das Leberglutathion erheblich. Glutathion gehört zum körpereigenen enzymatischen Schutzsystem vor freien Radikalen.

Andere Zytostatika, wie Etoposid (VP 16-213) und Anthracycline oder Adriamycin und Epirubicin, entfalten ihre zytostatische Wirkung (= Zellwachstum hemmend) zu einem erheblichen Teil durch freie Radikale. Hinzu kommt, daß bei einer hochdosierten Chemo- und Strahlentherapie Vitamin E und Betacarotin verbraucht werden, also gerade die Substanzen, die

111

im Organismus normale Zellen vor der Transformation in bösartige Zellen schützen. Das gleiche gilt für Operationen, besonders für die Narkose. Die immunsuppressiven Wirkungen der Narkose sind bekannt, vor allem trifft dies auf die häufig verwendeten Halothan- und Fluothannarkotika zu.

Folgen einer Krebsoperation

Die bisher als unvermeidlich hingenommenen Begleitumstände einer Krebsoperation üben allerschädlichste Wirkungen auf die körperliche und geistig-seelische Widerstandskraft der Patienten aus. So ist die körpereigene Abwehr kurz vor, während und nach einer Operation vollkommen ausgeschaltet, so daß in diesem Zeitraum die besten Voraussetzungen für eine weitere Tumoraussaat gegeben sind. Dies gilt umso mehr, als durch die operative Manipulation nahezu unvermeidlich Tumorzellen in größerem Ausmaß ins Blut verschleppt werden, als dies während der Phase des präoperativen Tumorwachstums der Fall ist. Zu bedenken ist auch, daß gerade bei Operationen mit Blutleere im Operationsgebiet eine durch den Sauerstoffmangel bedingte Extremkonzentration freier Radikale anfällt. Es kommt deshalb zu den bekannten »Reperfusionsschäden«: Nach Aufheben der Blutleere werden infolge des nun einsetzenden Bluteinstroms ins Operationsgebiet die dort hochkonzentrierten freien Radikale lawinenartig in den Gesamtorganismus gespült und die noch verbliebenen Antioxidantien im Nu kritisch vermindert. Die Operation selbst ist deshalb oft Ausgangspunkt und Ursache für eine weitere Metastasierung.

Forderung nach begleitender Antioxidantiengabe

Zunehmend werden deshalb von Ärzten, die diese Zusammenhänge zur Kenntnis nehmen, Forderungen laut, daß bereits vor der Operation wie auch während und nach der Operation eine hochdosierte Antioxidantiengabe zu erfolgen hat. Besonders wichtig als Schutz vor dem oxidativen Streß durch den chirurgischen Eingriff und durch die Narkose ist dabei die Gabe von Selen und Kupfer zum Aufbau der Radikalfängerenzyme Glutathionperoxidase und Superoxiddismutase bereits vor der Operation. Ebenfalls unumgänglich ist die intraoperative Selengabe sowie die zusätzliche Selengabe während der Strahlentherapie. Darüber hinaus sollten natürlich die bekannten antioxidativen Vitamine wie Vitamin C, Vitamin E und Betacarotin zur Anwendung kommen, und zwar in Dosierungen, die dem Ausmaß des oxidativen Streßzustandes angemessen sind.

Vitamin C als Anti-Streßvitamin spielt hier eine besonders wichtige Rolle. Als Ausnahme zu den hier allgemein gegebenen Richtlinien gilt aber, daß während laufender Chemotherapie kein Vitamin C gegeben werden soll, da Vitamin C bei einer ganzen Reihe von Zytostatika als Gegenmittel wirkt. Im Anschluß an eine als notwendig erachtete Chemotherapie soll und muß allerdings wieder hochdosiert Vitamin C in Kombination mit anderen Antioxidantien gegeben werden, um die Entgiftung und die biologische Regeneration des Organismus optimal zu unterstützen.

Aufgrund des Zusammenhangs von Immunsystem und Psyche wird die Körperabwehr der Patienten während der Krebstherapie häufig zusätzlich negativ beeinflußt. Das geschieht durch die ausgesprochene oder dem Patienten nichtverbal vermittelte Botschaft der Hoffnungslosigkeit seiner Situation, die allerdings eher durch den Gesamteffekt der praktizierten Maßnahmen entsteht als durch die reine Grundkrankheit.[21] Denn die Immunsuppression wird durch den postoperativen Streß auf den Intensivstationen noch verstärkt. Dies alles soll keineswegs als Argument gegen die Operation verstanden werden. Sie ist oft lebensrettend und unumgänglich. Allerdings könnte sie viel segensreicher sein, wenn den hier vorgetragenen Zusammenhängen die nötige Aufmerksamkeit geschenkt würde.

Praktische Empfehlungen

Schutzwirkungen beziehungsweise vorbeugende Wirkungen bei Krebs sind zwar jeweils für einzelne Vitamine belegt, die überzeugendsten Effekte erreicht man jedoch bei Einnahme eines »Cocktails« aus den antioxidativ wirksamen Vitaminen. So empfiehlt sich zum Schutz vor Lungenkrebs zum Beispiel die Einnahme von mindestens 40 mg Betacarotin täglich. Dennoch ist eine Kombination vorzuziehen, die neben dieser Dosis zusätzlich die anderen gegen Krebs vorbeugend wirksamen Vitamine enthält.

• Als beste praktikable Empfehlung ist die Einnahme von im Handel erhältlichen Kombinationspräparaten der Vitamine E, C, Betacarotin und Selen zu nennen. Es ergibt sich hierbei gegenüber der Einnahme einzelner Vitamine der Vorteil der gegenseitigen Wirkungssteigerung der einzelnen Inhaltsstoffe. So wirkt schon die tägliche Gabe der relativ niedrigen Dosis von 15 mg Betacarotin krebsvorbeugend, wenn sie kombiniert wird mit 30 mg Vitamin E und 30 mg Selen. Allein diese Kombination kann die Krebssterblichkeit um 13% reduzieren.

• Schutz vor kanzerogenen Wirkungen des Rauchens bei täglich 20 Zigaretten: 5 g Vitamin C pro Tag. Bei höherer Nikotindosis auf 10 – 18 g steigern.

• Bei hohem Risiko für eine Krebserkrankung: Täglich mindestens 200 Mikrogramm Selen, besser 600 – 800 Mikrogramm, mindestens 12 g Vitamin C, 800 – 1600 mg Vitamin E und 50 mg Betacarotin.

Bestimmung des Antioxidantien-Status

Wer wirklich etwas zur Vorbeugung gegen Krebs tun will, muß zunächst einmal – mit Hilfe einer Blutuntersuchung – seinen Antioxidantien-Status bestimmen lassen, denn nur so kann man feststellen, bei welchen Vitaminen ein Mangel besteht. Wir können nicht länger hinnehmen, daß eine derart wichtige und folgenreiche Untersuchung nicht von den Kassen übernommen wird und somit von den Kassenärzten nicht durchgeführt werden darf, weil die Bestimmung der Vitamine nicht zu den Laboruntersuchungen zählt, die einem Kassenarzt als Routinesuchmethode erlaubt sind.

Unser Gesundheitswesen ist in einer Art und Weise verbürokratisiert und in teilweise unsinnigen Regelungen gefangen, daß wir nur hoffen können, diese Dinge von der Basis her zu ändern. Die einflußreiche Pharmaindustrie und die technischen Großgerätehersteller sitzen an wichtigen Schalthebeln der Macht, so daß wir nicht darauf vertrauen können, daß Entscheidungen, welche die Volksgesundheit betreffen, nach anderen als wirtschaftlichen Gesichtspunkten gefällt werden. Wie anders wäre es sonst zu erklären, daß längst höchst sensitive Tests existieren, die im Vorfeld der Krebserkrankung bereits auf die Krebsgefahr hindeuten, man aber in der offiziellen Schulmedizin davon »nichts weiß«?

Dabei geht es nicht nur um Tests wie den erytrocytennahen Plasmaproteinfilm nach Linke oder die Dunkelfeldmikroskopie in der Enderleinmethode, zu deren Verständnis man sich immerhin um eine andere Ansicht biologischer Abläufe bemühen müßte, als dies in der klassischen Medizin üblich ist. Es geht auch um Tests wie den Carcinochromtest, der auf dem Nachweis chemischer Stoffe beruht, welche die krebsig veränderte Zelle, nicht aber die Normalzelle produziert. Der CCR-Test ist häufig bereits Jahre vor Manifestwerden einer Krebserkrankung auffällig verändert. Auch andere Krebstests, wie der nach Professor Neunhöffer, beruhen auf biochemischen Tatsachen und sind auch mit dem heutigen Wissenschaftsverständnis begreifbar.

Diese Tests existieren aber in der Schulmedizin nicht, obwohl sie im Rahmen des dort gelehrten Wissens entwickelt wurden. Es gibt in den alten und neuen Abrechnungsordnungen für Ärzte, weder bei Kassen- noch bei Privatpatienten, Abrechnungsziffern dafür, man kennt diese Tests schlicht gesagt nicht.

Ich habe an anderer Stelle über den unbegreiflich niedrigen Standard der gegenwärtigen Medizin bei allem, was Vorbeugung betrifft, geschrieben und will hier deshalb für alle Interessierten nur auf mein Buch: ›Heilung – Dimensionen einer neuen Medizin‹ verweisen.

Jeder, der in dieser Sache selbst aktiv wird, ist am besten beraten.

Ich möchte an dieser Stelle die Bitte äußern: Werden Sie nicht nur für sich selbst aktiv, sondern auch für uns alle, indem Sie eine neue, mit naturnahen Methoden arbeitende und die Vorbeugung betonende Medizin unterstützen. Wie Sie das tun können? Ganz einfach. Schreiben Sie einen Brief an den Gesundheitsminister, in dem Sie Ihr Recht auf Gesundheit betonen, und fordern Sie ihn auf, umgehend Sorge dafür zu tragen, daß die Bestimmung der Konzentration der antioxidativen Vitamine im Serum in Deutschland Standard wird. Tun Sie das bitte jetzt gleich, es ist möglich, es ist nicht schwer, es ist sehr sinnvoll, und es wird Ihnen selbst und uns allen helfen.

Begleitende Maßnahmen

Bisher habe ich darauf hingewiesen, daß zur Vorbeugung gegen Krankheiten sowie zur Stärkung der körpereigenen Reinigungs- und Abwehrmechanismen zusätzlich zur Aufnahme mit der Nahrung bestimmte Vitamine eingenommen werden sollten. Doch was kann man sonst noch tun gegen die Umweltbelastungen, mit denen der Organismus ständig konfrontiert ist?

Das allgemeine Prinzip zur Unterstützung des Organismus ist Entgiftung und Entschlackung in jeder Form. Neben einer gesunden Ernährung kann dies geschehen durch Fasten, durch Schwitzen, durch Darmreinigung, durch Ausleiten über Niere, Haut, Leber, Darm, durch Nosodenentgiftung, durch zusätzliche Seleneinnahme, durch Stoffwechselanregung, durch Toxinlösung mittels Bioresonanz und zu guter Letzt durch Überdenken und gegebenenfalls Ändern der eigenen Gewohnheiten und der Lebensweise. Es geht immer um Entschlackung, das heißt Reinigung – im körperlichen Sinne, aber auch im geistig-seelischen. Manche dieser Methoden sind nur in Zusammenarbeit mit einem Arzt oder Heilpraktiker durchzuführen, andere kann man selbst machen.

Zu all den genannten Methoden gibt es zahlreiche Literatur und Anleitungsbücher. Wer sich über naturgemäße Behandlungsformen beraten lassen oder diese in Anspruch nehmen möchte, dem empfehle ich eine Kontaktaufnahme unter folgender Adresse:

Dr. Harald Kinadeter
Mendelssohnstr. 16 a
81245 München

Anmerkungen

1 W.G. Christen et al.: A prospective study of cigarette smoking and risk of cataract in men. In: Journal of the American Medical Association 8 (1992), S. 989-993

2 Therapiewoche, Supplement Prävention, Oktober 1992, Heft 2

3 F. Morishige, A. Murata: Journal of JAPM, Bd. 5, Nr. 1, S. 54

4 H. J. Naurath, R. Riezler und A. van den Berg: Vitamin-B-Mangel - ein Schlüssel zu chronischem Kranksein im Alter? In: ZfA 5 (1994), S. 136 ff.

5 Die Angaben für die Mindestmengen von Vitaminen, Mineralstoffen und Spurenelementen werden immer wieder nach oben korrigiert. In den jüngsten Empfehlungen der DGE ist die Menge für Kalzium heraufgesetzt worden. Junge Erwachsene (15 - 35 Jahre) sollen danach zur Entwicklung einer optimalen Knochendichte täglich 1000-1200 mg Kalzium aufnehmen. Schwangere sollten 1200 mg und Stillende 1300 mg täglich aufnehmen.

6 C. Maschke et al.: Der Einfluß von Nachtfluglärm auf den Schlaf und die Katecholaminausscheidung. In: Bundesgesundheitsblatt 3 (1992) S. 119-122; W.Babisch, B. Kruppa: Gesundheitliche Risiken durch Lärmbelästigung. In: ngm 6 (1993), S. 74-80

7 Paul Lüth: Gesund durch Vitamin C. Düsseldorf, Wien 1984

8 Winfried Günther: Das Buch der Vitamine. Südergellersen 1984

9 Vgl. Anm. 8

10 Peter Smrz: Top Fit durch Bio-Doping. Ulm 1989

11 Vgl. Anm. 8

12 Vitamine in der modernen Medizin. In: Schriftenreihe der Nordrheinischen Akademie für ärztliche Fort- und Weiterbildung, Bd. 8, S. 124

13 M.B. Lewis: The effect of beta carotene on serum vitamin A levels in erythropoetic protoporphyria. In: Aust. J. dermatol. 13 (1972), S. 75-81

14 Vgl. Anm. 7

15 Linus Pauling, in: Executive Health 29 (1983) 4

16 F.R. Klenner, in: Journal of applied nutrition 23 (1971) 3/4, S. 61

17 I. Stone: The Healing Factor. Vitamin C against disease. New York 1974

18 Adele Davis: Jeder kann gesund sein. Bonn, Röttgen 1974

19 Argumente und Fakten der Medizin, Juni 1993, Heft 6, S. 12

20 J. Schwarz, D. Suda, G. Light: BC is associated with the regression of hamster bucal pouch carcinoma and the induction of TNF in macrophages. Biochem. Biophys. Res. Commun. 136 (1986) S. 1130-1135; J. Schwarz, G. Shklar: Regression of experimental hamster cancer by betacarotene and algae extracts. In: J. oral Maxillifac. Surg. 45 (1987) S. 510-515

21 Harald Kinadeter: Heilung - Dimensionen einer neuen Medizin. München 1992; Gerd Ryke Hamer: Vermächtnis einer neuen Medizin. 3. Aufl. Köln 1991

Register

Wissen hilft:
gesund essen – gesünder leben

Fisch oder Fleisch? Obst oder Gemüse? Milch oder Tee? Leitungswasser oder Mineralwasser? Eier zum Frühstück oder nicht? Was soll man essen, was kann man essen, was darf man auf gar keinen Fall essen? Gesunde Ernährung ist Gottseidank keine Gesinnungsfrage mehr – es hat sich inzwischen bis zu Gourmet-Päpsten und Hobbyköchen herumgesprochen, daß die Öko-Freiland-Tomate einfach besser schmeckt als die wäßrige, überdüngte und mit reichlich Agrargiften beglückte Treibhaustomate. Daß gesunde Ernährung darüber hinaus weit mehr ist, als täglich einen Apfel zu essen und zu hoffen, daß man damit seinen Bedarf an Vitaminen gedeckt hat, auch diese Erkenntnis setzt sich langsam durch. Industrielle Verarbeitung, Schad- und Zusatzstoffe haben unsere Nahrungsmittel so sehr verändert, daß man eigentlich kaum noch weiß, was man unbesorgt essen kann. Hier bietet das ›Handbuch der gesunden Ernährung‹ Halt, Hilfe und Orientierung. Es klärt auf über: Ahornsirup – Anbauverbände – Babytees – Butter – Calcium – Carob – Dinkel – Distelöl – Düngemittel – Fett – Fleisch – Fruchtzucker – Gemüse – Getreide – Haferflocken – Haltbarmachung – Herbizide –

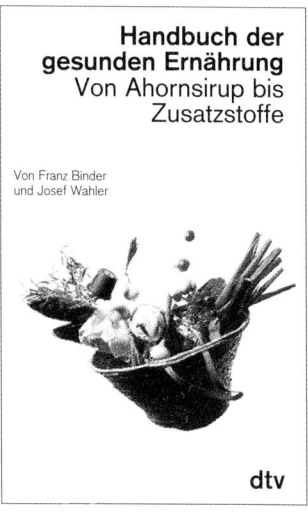

Handbuch der gesunden Ernährung
Von Ahornsirup bis Zusatzstoffe

Von Franz Binder und Josef Wahler

dtv

Insulin – Kaffee – Kefir – Kukuruz – Margarine – Mehl – Mineralstoffe – Nährwert – Naturkost – Nudeln – Obst – Parodontose – Phosphor – Quecksilber – Radioaktivität – Salz – Schimmel – Schokolade – Sojabohnen – Stoffwechsel – Tee – Trinkwasser – Ursüße – Verdauung – Vitamine – Vollkornbrot – Weizen – Wurst – Zitrusfrüchte – Zucker und vieles mehr.

Franz Binder/Josef Wahler:
Handbuch der gesunden Ernährung
dtv 36006

Sprechstunde rund um die Uhr:
dtv ratgeber gesundheit

Ärzte und führende Fachleute geben Ratschläge zur Vorbeugung sowie für Heil- und Behandlungsmethoden. Modernste, technisch fortgeschrittene Medizin steht neben altbewährten traditionellen Heilverfahren, denn die Menschen brauchen beides. Zu wissen, was hilft, dabei helfen unsere Ratgeber.

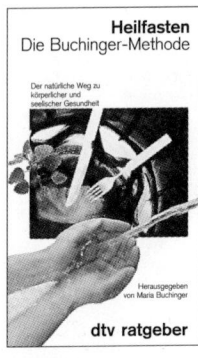

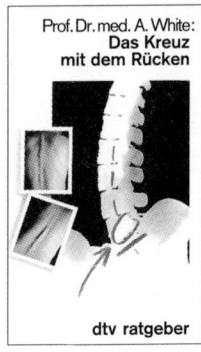

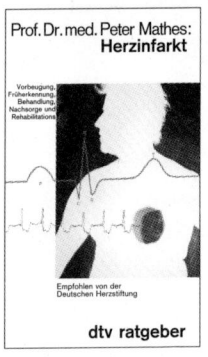

Heilfasten
Die Buchinger-
Methode
Der natürliche Weg
zu körperlicher
und seelischer
Gesundheit
Herausgegeben von
Maria Buchinger
dtv 36504

Dr. med.
Helmut Anemueller:
Richtig essen
Die Grundlagen der
Vollwerternährung
dtv 36510

Prof. Dr. med.
A. White:
**Das Kreuz mit dem
Rücken**
Vorbeugen, Schmer-
zen lindern und
behandeln
dtv 36506

Dr. med.
Monika Gerlinghoff
Dr. med.
Herbert Backmund:
Magersucht
Anstöße zur Krank-
heitsbewältigung
dtv 36511

Prof. Dr. med.
Peter Mathes:
Herzinfarkt
Vorbeugung, Früh-
erkennung, Behand-
lung, Nachsorge und
Rehabilitation
Empfohlen von der
Deutschen Herz-
stiftung
dtv 36502

Montague Ullman
Nan Zimmerman:
**Mit Träumen
arbeiten**
dtv 36505

Wissen ist die beste Medizin

Das ›Wörterbuch der Medizin‹ ist ein modernes und zuverlässiges Nachschlagewerk: Es erklärt verständlich und genau über 22000 Begriffe aus allen medizinischen Gebieten. Mit über 500 farbigen Abbildungen und 70 Tabellen. Aktuell und auf dem neuesten Stand der Forschung wird es dem Wunsch nach Aufklärung von Laien ebenso gerecht wie den Ansprüchen von Ärzten, Medizinstudenten und allen in Heil- und Pflegeberufen Tätigen.

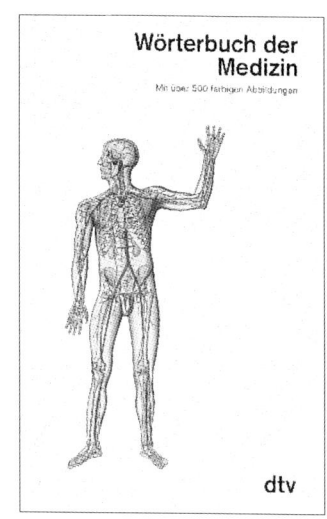

Wörterbuch der Medizin
dtv 3355

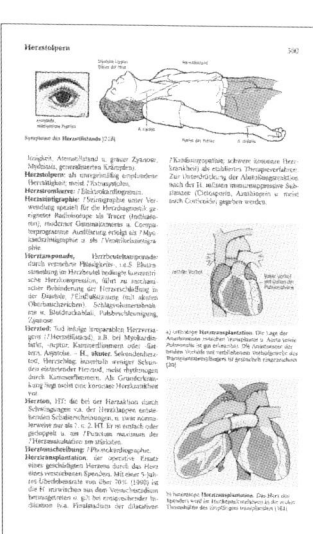

Das ABC der Kindergesundheit

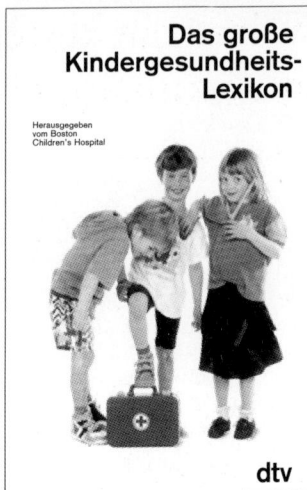

›Das große Kindergesundheits-Lexikon‹ ist so wichtig wie der Erste-Hilfe-Kasten und die Hausapotheke. Die Gesundheit der Kinder nämlich beginnt zu Hause. Eltern brauchen dieses umfassende Handbuch, um selbst zu helfen – aber auch, um den Ärzten ihrer Kinder mündige und kompetente Partner zu sein.

Das Buch, das hilft, wenn Kinder krank sind.

- informiert verständlich über 450 Krankheiten von A bis Z
- beschreibt klar Ursachen, Symptome, Diagnose, Behandlung und Vorbeugung
- klärt auf über die körperliche und seelische Entwicklung von Babys, Kindern und Jugendlichen
- berät Eltern bei der Wahl des Arztes, Untersuchungen und Impfungen
- gibt Ratschläge für Krankenpflege und Krankenhausaufenthalt
- zeigt Erste Hilfe bei Notfällen
- hilft weiter mit wichtigen Adressen von Selbsthilfegruppen, Beratungsstellen und Notfallzentralen

Herausgegeben vom Boston Children´s Hospital. Mit Schwarzweiß-Abbildungen. Aus dem Amerikanischen übersetzt und bearbeitet von Dr. Sebastian Vogel, Dr. Susanne Kuhlmann-Krieg und Beate Bettenhausen.

dtv 36007

Das Boston Children´s Hospital, die berühmte Kinderklinik der Harvard Medical School, ist das größte pädiatrische Forschungszentrum der Welt. 150 Ärzte und Mitarbeiter der Klinik aus allen medizinischen Fachgebieten haben an diesem Lexikon mitgearbeitet.

Selbst die besten Eltern wissen manchmal nicht mehr weiter

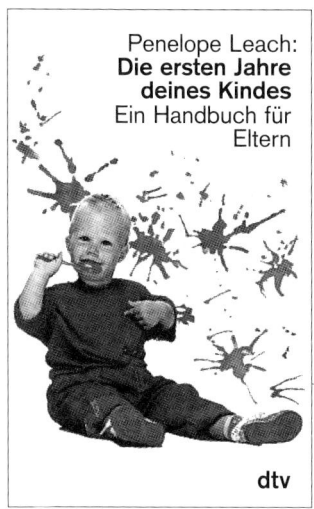

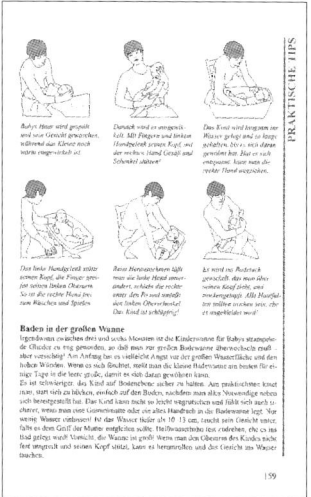

Was tun, wenn Babys schreien?
Was essen Einjährige?
Was spielt man bei Regenwetter?
Was tut man bei Windpocken?

In diesem zuverlässigen Handbuch gibt Penelope Leach Antwort auf Fragen, die in den ersten Jahren des Elterndaseins immer wieder auftauchen. Sie stellt die Entwicklung des Kindes in den ersten fünf Lebensjahren dar – von der Geburt bis ins Vorschulalter – und befaßt sich ausführlich mit Ernährung, Wachstum, Schlaf, Schreien und Trösten, Hygiene, Krankheiten,

Kleidung usw. Dabei macht sie immer wieder deutlich, wie Eltern ihrem Kind auf dem Weg in die Selbständigkeit am besten helfen können, ohne dabei die eigenen Bedürfnisse zu vernachlässigen.

Penelope Leach:
Die ersten Jahre deines Kindes
Ein Handbuch für Eltern
dtv 36005